NEUMOLOGÍA
TOMO 2

NEUMOLOGÍA TOMO 2

María Pinos - Guido Salazar - Lizeth Sánchez
Ricardo Sandoval - María Olivo - William Uriarte

IMPORTANTE

La información aquí presentada no pretende sustituir el consejo profesional en situaciones de crisis o emergencia.
Para el diagnóstico y manejo de alguna condición particular es recomendable consultar un profesional acreditado.
Cada uno de los artículos aquí recopilados son de exclusiva responsabilidad de sus autores.

2020 Cuevas Editorial,
Diseño de Portada:
ISBN Tomo 1: 9781657114296
ISBN Tomo 2: 9798600234932
Impreso en Ecuador - Printed in Ecuador
Cualquier forma de reproducción, distribución, comunicación pública o transformación de esta obra solo puede ser realizada con la autorización de sus titulares, salvo excepción prevista por la ley.

ÍNDICE DE AUTORES

EDITORA
María José Pinos Cedeño
Doctora en Medicina General por la Universidad Central del Ecuador
Doctora en Medicina Interna por la Universidad Central del Ecuador
Médico Especialista de Medicina Interna del Hospital Regional Docente de Ambato. Docente de la cátedra de Medicina Interna – Modulo Neumología de la Universidad Técnica De Ambato
Neumonía

AUTORES
Guido Vinicio Salazar Bustamante
Doctor en Medicina y Cirugía por la Universidad De Las Américas Médico Residente del Hospital Pablo Arturo Suarez
Tuberculosis Pulmonar

Lizeth Anabel Sánchez Santana
Doctora en Medicina por la Universidad Central del Ecuador
Cursante del Posgrado de Medicina Familiar y Comunitaria de la Universidad Central del Ecuador
Tromboembolia Pulmonar

Ricardo Paul Sandoval Pazmiño
Doctor en Medicina por la Universidad Central del Ecuador
Médico en Novaclínica Santa Cecilia
Derrame Pleural

María Belén Olivo Peñaranda
Doctora en Medicina por la Universidad Central del Ecuador
Médico Residente del Hospital General IESS Quito Sur
Hipertensión Pulmonar

William Ronald Uriarte Chacán
Doctor en Medicina por la Universidad Central del Ecuador
Médico residente del Hospital Provincial Marco Vinicio Iza
Síndrome de Apnea Obstructiva del Sueño

ÍNDICE

1. Anatomía y Fisiología Pulmonar — 13
Dra. Teresa Alexandra Chimbo Oyaque

2. Semiología — 29
Dra. Andrea Gabriela Galarza Sánchez

3. Estudios Funcionales y Gasometría Arterial — 41
Dra. Stephanie Elizabeth Irazábal Cobo

4. Oxigenoterapia — 59
Dr. Italo José Mejía Sabando

5. Asma — 71
Dra. Johanna Mercedes Meza Calvache

6. Enfermedad Pulmonar Obstructiva Crónica (EPOC) — 91
Dra. Jessica Elizabeth Ninabanda Haro

7. Enfermedad Pulmonar Intersticial Difusa (EPID) — 109
Dr. Cristian Israel Uriarte Muñoz

8. Bronquitis Aguda — 125
Dra. Doris Gabriela Rea Castro

9. Neumonía — 139
Dra. María José Pinos Cedeño

10. Tuberculosis Pulmonar — 159
Dr. Guido Vinicio Salazar Bustamante

11. Tromboembolismo Pulmonar — 169
Dra. Lizeth Anabel Sánchez Santana

12. Derrame Pleural — 183
Dr. Ricardo Paul Sandoval Pazmiño

13. Hipertensión Pulmonar — 197
Dra. María Belén Olivo Peñaranda

14. Síndrome de Apnea Obstructiva del Sueño — 217
Dr. William Ronald Uriarte Chacán

CAPÍTULO 10

TUBERCULOSIS PULMONAR
Dr. Guido Vinicio Salazar Bustamante

Tuberculosis Pulmonar

La tuberculosis (Tb) es actualmente la segunda causa infecciosa de muerte a nivel mundial, la WHO (Organización Mundial de la Salud por sus siglas en inglés) estima un aproximado de 6,3 millones de casos de tuberculosis activa alrededor del mundo, se considera un problema de salud pública a nivel global sobre todo en países en vías de desarrollo. La TB es una enfermedad infecciosa bacteriana crónica transmisible, la cual afecta principalmente a los pulmones pero en un menor porcentaje puede afectar otros órganos. El contagio se produce por vía respiratoria, a través de las gotitas que expulsan las personas con tuberculosis activa en fase contagiosa, la enfermedad sin tratamiento puede provocar la muerte en los próximos 5 años. (Riley, 2018).

Patogenia

Las gotas respiratorias ingresan hacia los alvéolos pulmonares donde inicialmente son fagocitadas por los macrófagos. Los bacilos bloquean la maduración del fagosoma impidiendo así la eliminación, estos se multiplican en su interior cada 25 horas y destruyen por lisis a los macrófagos para después alojarse en ganglios regionales a partir de donde se diseminará la enfermedad. La etapa inicial de la infección es general asintomática donde se producirá inmunidad celular y humoral. Puede ocurrir que un número pequeño de bacilos permanezcan vivos en estado de latencia dentro del granuloma, esto se conoce como tuberculosis latente la cual no es transmisible, no causa manifestaciones clínicas ni radiológicas y su diagnóstico se realiza por medio de la prueba cutánea de derivado proteico purificado (PPD por sus siglas en inglés). La capacidad de contagiosidad de Micobacterium tuberculosis depende de la cercanía y tiempo de exposición a la persona infectada: (Kasper, 2017).

Los contactos pueden clasificarse según la cercanía y tiempo de exposición(6):
- Contacto íntimo: exposición diaria con más de 6 horas.
- Contacto frecuente: exposición diaria menor de 6 horas.
- Contacto esporádico: exposición no diaria.

Etiología

Mycobacterium tuberculosis, es el agente más común e importante de las micobacterias relacionado con la enfermedad, pero existen otras especies de micobacterias que pueden causar la patogenia en menos del 2% de los casos, como son M. bovis, M. africanum, M. microti, M. canetti y M. caprae. (Rozman Borstnar & Cardellach, 2016).

Clínica

Las Manifestaciones clínicas de la TB son inespecíficas y muy variables, pueden ser de carácter general o referidas al órgano o sistema afectado. Las manifestaciones clásicas generales del cuadro subagudo o crónico se caracterizan por adelgazamiento, astenia, anorexia, febrícula de predominio vespertino y sudoración nocturna. En ocasiones (10-20%) los pacientes son asintomáticos y se descubre de forma casual o por el estudio de los contactos de un enfermo tuberculoso. (Rozman Borstnar & Cardellach, 2016).

TB pulmonar: tos seca y persistente, después puede ser mucopurulenta o mucoide, dolor torácico, esputo hemoptoico, hemoptisis, disnea aparece en fases avanzadas cuando aparece derrame pleural o pericárdico. (Rozman Borstnar & Cardellach, 2016):

Signos y Síntomas

• Fiebre o Febrícula • Tos con expectoración por más de 15 días • Pérdida de peso • Anorexia, hiporexia • Diaforesis	• Presencia de adenopatías • Hemoptisis • Dificultad respiratoria • Dolor de pecho o espalda • En los niños puede haber ganancia ponderal escasa en relación a la edad

Cuadro 1.4.1, Signos y síntomas de la Tuberculosis (Kasper,2017)

Existen otros síntomas dependiendo de la TB.

TB ganglionar: se caracteriza por adenopatías laterocervicales o que pueden aparecer en cualquier territorio ganglionar. (Kasper,2017).

TB miliar: se produce por la erosión de un foco tuberculoso que se disemina a nivel hematógeno por medio de gránulos pequeños en todo el organismo, puede presentarse con fiebre, tos, disnea y afectación del estado general. Debido a la diseminación pueden aparecer síntomas pulmonares o meníngeos. (Kasper,2017), (Rozman Borstnar & Cardellach, 2016)

Tuberculosis Extrapulmonar: Se presenta generalmente a nivel osteoarticular, genital, intestinal y peritoneal; pero además existen otras formas más excepcionales como pericárdica, suprarrenales, oculares, cutáneas, etc. (Kasper,2017).

Diagnóstico

Dentro de las herramientas diagnósticas tenemos que considerar la clínica del paciente, las pruebas de laboratorio e imagen (3,4,5):

Criterio clínico Paciente catalogado como sintomático respiratorio que ha persistido con tos y expectoración de más de 15 días con o sin hemoptisis. Síntomas generales fiebre, sudoración nocturna, pérdida de peso, anorexia, dolor torácico y astenia. Tb extrapulmonar por presencia de signos y síntomas de lesión de órganos dianas (7).	Recomendación E- III
Criterio Bacteriológico Baciloscopia, cultivo realizar 2 a día seguido a primera hora del día (4) PCR en tiempo real, esta deberá realizarse a todo persona con sintomatología sugestiva de Tb (4,7) Se recomienda cultivo para Micobacterium tuberculosis ya que permite detectar la enfermedad en muestras con escasa cantidad de bacilos no perceptibles en la Baciloscopia (7) Realizar cultivo y PCR en tiempo real en afectados con Baciloscopia negativa, clínica y radiografía sugestiva de Tb (4,7)	E-Ia R-A E-III R-C E-III R-C
Criterio Imagenológico Emplear radiografía de tórax como soporte al diagnóstico clínico de la TB, pues tiene alta sensibilidad y moderada especificidad. Sirve además para ver localización, extensión y severidad de la enfermedad, en la mayoría de los casos la afectación es el granuloma en los ápices pulmonares. (4,5)	E-III R-C
Criterio Histopatológico Se recomienda como apoyo en el diagnóstico de tuberculosis extrapulmonar, la presencia de granuloma específico observados en microscopia óptica como sugerente de TB extrapulmonar (4,5)	E-Ib R-A

Cuadro 1.5.1 Adaptado Guía de Práctica clínica MSP. Prevención, diagnóstico, tratamiento y control de la Tuberculosis. 2018.

Diagnóstico Diferencial

Las siguientes condiciones pueden causar lesiones pulmonares cavitarias y síntomas sugerentes de tuberculosis como son: tos, fiebre y pérdida de peso. (Bernardo, 2019).

Diagnósticos Diferenciales	Clínica
Infección por micobacteria no tuberculosa (NTM)	Fatiga, disnea y hemoptisis ocasionalmente, se diferencia de TB por fiebre y pérdida de peso y las pruebas de cultivos y moleculares.
Infección Fúngica	Puede presentarse con muchas manifestaciones entre ellas neumonía, nódulo pulmonar o enfermedad pulmonar cavitaria, se puede diferenciar por los resultados de los cultivos.
Sarcoidosis	Comúnmente se presenta como una enfermedad pulmonar intersticial difusa, con raras formas cavitarias que se diferencia de TB por pruebas histológicas y granuloma no caseoso.
Absceso Pulmonar	Puede presentarse con fiebre, tos, producción de esputo, sin escalofríos; pruebas de imagen pueden identificar infiltrados con cavidad y se comprueba por resultados de cultivos.
Embolia Séptica	Presencia de nódulos extrapulmonares y pruebas de cultivos y ecocardiograma
Cáncer de Pulmón	Se presenta con tos, hemoptisis, dolor de pecho y disnea, se distingue de TB por pruebas histológicas
Linfoma	Se presenta comúnmente como una masa de crecimiento rápido con fiebre, sudoración nocturna y pérdida de peso, se diagnostica por pruebas histológicas.

Tabla1.7.1 Extraída de la Guía de Práctica Clínica del MSP, 2018

Tratamiento TB sensible

Medicamentos	Duración	Tipo de caso TB sensible
2HRZE/ 4HR	6 meses	Nuevo sin evidencia de TB resistente
HRZE	9 meses	Perdida en el seguimiento, recaído o fracaso en el tratamiento con sensibilidad confirmada a la Rifampicina

Tabla 1.7.2 Extraída de la Guía de Práctica Clínica del MSP, 2018

Tratamiento de casos nuevos de TB pulmonar y extrapulmonar sensible

Tratamiento	Recomendación
El esquema se divide en dos fases: la fase inicial de 50 dosis de HRZE por 2 meses, seguís de una segunda fase o de consolidación de 100 dosis HR (4 meses), la toma será de 5 días a la semana en ambulatorios y 7 días a la semana en hospitalización. Se debe realizar Baciloscopia mensual para monitoreo del tratamiento	E-Ia R-A

Tabla 1.6.3 Extraído de la Guía de Práctica clínica del MSP, 2018

Tratamiento de casos nuevos de TB del SNC, óseo u osteoarticular

Tratamiento	Recomendación
Se recomienda para los casos TB ósea u osteoarticular (10,11): • Mal de Pott (Espondilitis Tuberculosa) 2HRZE/ 7-10 HR • Ósea u osteoarticular excluyendo mal de Pott 2HRZE/ 4-7 HR	E-III R-C
Se recomienda el esquema 2HRZE/ 10HR para los casos de TB del SNC, inclusive en los afectados con coinfección TB/VIH.	E-III R-C

Tabla 1.6.3 Extraído de la Guía de Práctica clínica del MSP, 2018

Tuberculosis Resistente

Resistencias a los fármacos Antituberculosos (12):

Tipo de resistencia	Concepto
Extensamente Resistente (XDR)	Resistencia a MDR y además resistencia a cualquier fluoroquinolona de última generación y al menos a uno de los tres medicamentos inyectables de segunda línea (capreomicina, kanamicina o amikacina).
Monoresistencia	Resistencia demostrada a solo un medicamento antituberculoso de primera línea (DPL).
Multidrogorresistencia (MDR)	Resistencia demostrada simultánea a Isoniacida (H) y Rifampicina (R).
Poliresistencia	Resistencia demostrada a más de un DPL antituberculoso (que no sea isoniacida (H) y rifampicina (R) a la vez.
Resistencia a la Rifampicina (RR)	Resistencia demostrada a R.

Tabla 1.7.5 Extraído de la Guía de Práctica clínica del MSP, 2018 y (WHO, 2014)

Esquema de Tratamiento de Tubercolosis Resistente

El esquema de tratamiento para tuberculosis resistente consta de 2 fases (13):

Fase intensiva:
La administración se realizará de forma diaria por 4 meses (WHO, 2016).
- Kanamicina (Km)
- Moxifloxacina (MXF) altas dosis
- Etionamida (Eto)
- Isoniacida (H) en altas dosis
- Clofazimina (Cfz)
- Pirazinamida (Z)
- Etambutol (E)

La fase intensiva se extenderá hasta los 6 meses en los casos en los que la prueba de baciloscopia siga positiva al final del cuarto mes; si al finalizar el sexto mes la baciloscopia se mantiene positiva se considera fracaso del tratamiento y se realizará un esquema individualizado con fármacos de segunda línea (WHO, 2016).

Fase de Continuación:
Administración de forma diaria por 5 meses (WHO, 2016).
- Moxifloxacina (MXF) altas dosis
- Clofazimina (Cfz)
- Pirazinamida (Z)
- Etambutol (E)

Efectos de las Drogas Antifímicas

EFECTOS ADVERSOS	MEDICAMENTOS PROBABLES
Náusea, vómito, dolor abdominal, anorexia	Isoniazida, Rifampicina, Pirazinamida
Dolor Articular	Pirazinamida
Cambio de coloración en la orina	Rifampicina
Prurito	Todos los antifímicos
Pérdida de la Audición	Estreptomicina, kanamicina, Amikacina
Depresión	Isoniazida, Etionamida
Toxicidad Renal	Estreptomicina, kanamicina, Amikacina
Alteración Hidroelectrolítica (Hipocalemia, hipomagnesemia)	Estreptomicina, kanamicina, Amikacina
Artralgias	Pirazinamida, Fluorquinolonas

Tabla. 1.8.1 Tabla de efectos adversos de los antifímicos (WHO, 2016)

Tuberculosis y Virus de Inmunodeficiencia Humana (HIV)

Se ha determinado que alrededor del mundo existen millones de personas infectadas con VIH y tuberculosis, es de mayor prevalencia sobre todo en países en vías de desarrollo, en África, la TB es la complicación más común de VIH y al menos el un tercio de casos ocurre en pacientes con VIH. En los Estados Unidos, VIH asociado a TB es la causa más común en usuarios de drogas intravenosas. Se debe realizar una asesoría detallada hacia personas con una posible exposición activa de TB, muchos casos pueden ser de reciente aparición y otros consecuencia de una reactivación de una enfermedad pasada, se debe prestar atención además a ciertos grupos poblacionales los cuales tienen mayor riesgo de contagiarse de TB como son personal de salud, privados de libertad, mendigos, y personas en situación de hacinamiento, la TB acelera el curso normal de la enfermedad lo que termina siendo un factor de riesgo para el desarrollo de infecciones oportunistas. (Stover, 2019).

Debemos tomar en cuenta el examen físico en un paciente con VIH, podríamos encontrar alteraciones en fondo de ojo que nos alerten sobre una infección por micobacteria, crecimiento ganglionar, enfermedad de Pott, caracterizada por una sacrolumbalgia patognomónica de Tuberculosis vertebral entre las principales. (Stover, 2019).

El conteo de linfocitos TCD4 nos puede orientar también sobre el tipo de enfermedades que puede presentar el paciente, en el caso de la neumonía bacteriana y tuberculosis estas pueden presentarse con un conteo >500 cel/microL y antes de que aparezcan infecciones oportunistas y neoplasias definitorias de SIDA (Síndrome de inmunodeficiencia adquirida). (Stover, 2019)

Medidas Preventivas

- En pacientes con sospecha de TB utilizar medidas de protección como mascarilla, lavarse las manos antes y después del contacto, inicio oportuno del tratamiento y colocar en aislamiento respiratorio durante las primeras semanas de tratamiento (Riley,2018) (GPC MSP, 2018).
- En lugares de hacinamiento o alta concurrencia de personas como las casas de salud, en caso de tener baciloscopia positiva mantenerlo en aislamiento respiratorio (Kasper, 2017) (GPC MSP, 2018).
- En los primeros niveles de atención se debe hacer una búsqueda activa permanente y oportuna de sintomáticos respiratorios (GPC MSP, 2018).

Anexos
Escala de Shekelle Modificada

Categoría de la evidencia	Fuerza de la recomendación
Ia. Evidencia para meta-análisis de los estudios clínicos aleatorios	A. Directamente basada en evidencia de categoría I.
Ib. Evidencia de por lo menos un estudio clínico controlado aleatorio.	
IIa. Evidencia de por lo menos un estudio controlado sin aleatorizar	B. Directamente basada en evidencia de categoría II o recomendaciones extrapoladas de evidencia I.
IIb. Al menos otro tipo de estudio cuasiexperimental o estudios de cohorte	
III. Evidencia de un estudio descriptivo no experimental, tal como estudios comparativos, estudios de correlación, casos y controles y revisiones clínicas.	C. Directamente basada en evidencia de categoría III o en recomendaciones extrapoladas de evidencias de categoría I o II.
IV. Evidencia de comité de expertos, reportes, opiniones o experiencia clínica de autoridades en la materia o ambas.	D. Directamente basadas en evidencia categoría IV o de recomendaciones extrapoladas de evidencias categorías II, III.

Adaptado de: Shekelle P, Woolf S, Eccles M & Grimshaw (1999)

E: Evidencia, R: recomendación

Bibliografía

1. Riley, L. (2018). Tuberculosis: Natural history, microbiology, and pathogenesis. Retrieved 10 October 2019, from https://www.uptodate.com
2. Kasper, D. L., Fauci, A. S., & Hauser, S. L. (Eds.). (2017). Harrison. manual de medicina (19a. ed.). Retrieved from https://ebookcentral.proquest.com
3. Rozman Borstnar, C., & Cardellach, F. (2016). Farreras Rozman. Medicina interna. Barcelona: Elsevier.
4. Ministerio de Salud Pública. Prevención, diagnóstico, tratamiento y control de la tuberculosis: Guía Práctica Clínica (GPC) Segunda edición. Quito: Dirección Nacional de Normatización; 2018. Disponible en: http://salud.gob.ec
5. Bernardo, J, MD. (2018). Diagnosis of pulmonary tuberculosis in adults. Retrieved 10 October 2019, from http://www.uptodate.com
6. World Health Organization. (2012). Recommendations for investigating contacts of persons with infectious tuberculosis in low- and middle-income countries. World Health Organization. Extraido de https://apps.who.int/iris/handle/10665/77741
7. Ministerio de Salud Pública del Ecuador. (2017). Manual de procedimientos para la prevención y control de la Tuberculosis. Quito, Ecuador: MSP;238.
8. Stover, D. (2019). Approach to the HIV-infected patient with pulmonary symptoms. Retrieved 24 November 2019, from https://www.uptodate.com/contents/approach-to-the-hiv-infected-patient-with-pulmonary-symptoms?search=hiv%20y%20tuberculosis&source=search_result&selectedTitle=2~150&usage_type=default&display_rank=2
9. Pozniak, A. (2019). Clinical manifestations and complications of pulmonary tuberculosis. Retrieved 24 November 2019, from https://www.uptodate.com/contents/clinical-manifestations-and-complications-of-pulmonary-tuberculosis?search=tuberculosis%20differential%20DIAGNOSIS&sectionRank=1&usage_type=default&anchor=H
10. Nahid P, Dorman SE, Alipanah N, Barry PM, Brozek JL, Cattamanchi A, et al. (2016). Executive Summary: Official American Thoracic Society/Centers for Disease Control and Prevention/Infectious Diseases Society of America Clinical Practice Guidelines: Treatment of Drug-Susceptible Tuberculosis. Clin Infect Dis. 63(7):853–67.
11. Lagos M, Rodríguez JC, Farga V, Peña C. (2017). Recomendaciones en el tratamiento de la tuberculosis sensible (Según las Guías ATS/CDC/IDSA. 2016).
12. Organización Mundial de la Salud. (2014). Definiciones y marco de trabajo para la notificación de Tuberculosis. Disponible en: https://apps.who.int/iris/bitstream/handle/10665/111016/9789243505343_spa.%20pdf?sequence=1
13. World Health Organization. (2016). WHO treatment guidelines for drug resistant Btuberculosis. Extraido de: https://apps.who.int/iris/bitstream/handle/10665/250125/9789241549639-eng.pdf?sequence=1

CAPÍTULO 11

TROMBOEMBOLIA PULMONAR (TEP)
Dra. Lizeth Anabel Sánchez Santana

Tromboembolia Pulmonar (TEP)

El tromboembolismo pulmonar (TEP) es una condición aguda potencialmente fatal que se caracteriza por la oclusión tromboembólica de una o más arterias pulmonares ocasionando problemas de flujo sanguíneo y aumento de la presión en el ventrículo cardíaco derecho (Bělohlávek et al., 2013). En Estados Unidos esta patología constituye la tercera causa de muerte cardiovascular después del infarto agudo de miocardio y de accidentes cerebrovascular (Saad et al.,2018).

Es difícil de diagnosticar y es un desafío calcular su verdadera incidencia, sin embargo, la TEP sigue siendo una causa importante de mortalidad hospitalaria prevenible.

Factores de riesgo

La embolia pulmonar es el resultado de la interacción entre los factores de riesgo relacionados con el paciente y los relacionados con el entorno.

La mayoría de las TEP clínicamente significativas se originan como tromboembolismo venoso en las extremidades inferiores o en las venas pélvicas y con menor frecuencia en las extremidades inferiores. La tríada de Virchow de hipercoagulabilidad, estasis venosa y lesión de la pared vascular proporciona un modelo para comprender muchos de los factores de riesgo. Estos factores generalmente se heredan o se adquieren, como se muestra en las Tablas 1 y 2. En general, los factores de riesgo mayores para eventos tromboembólicos incluyen: inmovilización reciente, infarto de miocardio, accidente cerebrovascular, cirugía y trauma reciente. Los principales factores de riesgo adicionales incluyen: TEP previo, edad avanzada, malignidad, trombofilia conocida, catéter venoso permanente. Los factores de riesgo moderados son: historia familiar de TEP, uso de estrógenos o terapia de reemplazo hormonal, tabaquismo, embarazo y obesidad.

Tabla 1. Factores de riesgo asociados al paciente para tromboembolismo pulmonar

Leves	Moderados	Severos
Hiperhomocisteinemia	Mutación en el factor V de Leiden Síndrome antifosfolípidico	Deficiencia de inhibidores de la coagulación incluidos antitrombina, proteína C y su cofactor proteína S.

Tabla 2
Factores de riesgo adquiridos para tromboembolismo pulmonar.

Leves	Moderados	Severos
Inmovilización >3 días Inmovilidad extendida (viaje aéreo >8 horas) Edad incrementada (40 años) Cirugía laparoscópica Obesidad Embarazo/anteparto Venas varicosas	Mutación en el factor V de Leiden Quimioterapia Insuficiencia cardíaca congestiva o insuficiencia respiratoria Terapia de reemplazo hormonal con estrógenos o anticonceptivos orales Malignidad Embarazo/postparto Previo TEP	Fractura cadera o pierna) Prótesis de rodilla o cadera Cirugía general mayor Trauma mayor Lesión de la médula espinal

Fisiopatología

La TEP ocurre cuando un trombo venoso profundo se divide y migra hacia la circulación pulmonar. La oclusión vascular pulmonar ocurre y daña el intercambio gaseoso y la circulación. Los lóbulos pulmonares inferiores son más frecuentemente afectados que los superiores, siendo más común la afectación pulmonar bilateral. La embolia pulmonar periférica puede conducir a infarto pulmonar por hemorragia intraalveolar.

El infarto pulmonar ocurre aproximadamente en el 10% de pacientes sin enfermedad cardiopulmonar subyacente. La obstrucción de las arterias pulmonares crea ventilación en el espacio muerto, ya que la ventilación pulmonar excede el flujo sanguíneo capilar pulmonar. Esto contribuye al desajuste de la ventilación-perfusión con oclusión vascular de las arterias incrementando la resistencia vascular pulmonar.

Además, los mediadores humorales, como serotonina y tromboxano que se liberan por activación plaquetaria pueden desencadenar vasoconstricción en áreas pulmonares no afectadas. A medida que aumenta la presión sistólica de la arteria pulmonar, también se incrementa la poscarga ventricular derecha, con el posterior fallo ventricular derecho. También puede ocurrir alteraciones en el llenado ventricular izquierdo, esto se debe a que el tabique interventricular protruye hacia el lado izquierdo por el fallo derecho que abomba el ventrículo ipsilateral. La rápida progresión a isquemia miocárdica puede ocurrir secundario a un inadecuado relleno de la arteria coronaria con potencial para hipotensión, síncope, disociación electromecánica o muerte súbita.

Signos y síntomas
Los síntomas incluyen disnea (82% de los pacientes), dolor torácico tipo pleurítico (49%), tos (20%), síncope (14%) y hemoptisis (7%) (Bělohlávek et al.,2013). El examen físico puede revelar taquicardia, cianosis, taquipnea, fiebre baja, y signos de disfunción ventricular derecha que incluye distensión venosa yugular, regurgitación tricuspídea y componente pulmonar acentuado del segundo ruido cardíaco. Hasta el 50% de las TEP son asintomáticas (Islam et al., 2018).

El dolor puede está relacionado con disturbios en la circulación pulmonar, compromiso pleural o incapacidad de la circulación coronaria. La embolia pulmonar central puede producir también angina típica debido a isquemia del ventrículo derecho; mientras el dolor torácico tipo pleurítico puede ser consecuencia de irritación pleural por infarto pulmonar secundario a la embolización de pequeñas arterias pulmonares distales. (Torbicki et al., (2008).

La disnea tiene un origen multifactorial, resultando del bronco o vasoespasmo, disturbios en la circulación pulmonar, inmovilidad o movilidad respiratoria disminuida del diafragma, atelectasia y/o infarto pulmonar, anoxia, o incapacidad de la función cardíaca. En pacientes con falla cardíaca preexistente o enfermedad pulmonar, el deterioro de la disnea puede ser el único síntoma indicativo de TEP.

La anoxia se manifiesta clínicamente con cianosis. La hiperbilirubinemia puede ocurrir cuando la congestión hepática coexiste. Disnea, dolor torácico y tos son los síntomas más frecuentes de TEP, mientras la fiebre, taquicardia, signos pulmonares anormales, y colapso vascular periférico son los hallazgos físicos más comunes. Cianosis, hemoptisis, síncope y las manifestaciones de cor pulmonar agudo son menos frecuentes. Los signos y síntomas como taquicardia, disnea, dolor pleurítico, hipoxemia y shock no son específicos y están presentes en otras condiciones como IAM, falla cardíaca congestiva o neumonía como se indica en la Tabla 3.

Presentación clínica

El diagnóstico inmediato de TEP es crucial, debido a la alta morbimortalidad asociada, la misma que podría prevenirse con un tratamiento temprano. Desafortunadamente, y como ya se mencionó la TEP puede ser asintomática o presentarse con muerte súbita.

El diagnóstico de TEP puede involucrar a múltiples especialidades, incluyendo Cardiología, Emergencia, Neumología, Medicina Interna, Obstetricia y Ginecología, servicios quirúrgicos y en algunas ocasiones Radiología intervencionista de urgencia.

Tabla 3. Cuadro clínico de tromboembolismo pulmonar

1. Arresto cardíaco súbito
2. Similar a un síndrome de distrés respiratorio agudo
3. Falla respiratoria típica (hipoxia e hipocapnia)
4. Síndrome de crisis asmática
5. Síndrome febril con o sin pseudoneumonía (con o sin efusión pleural)
6. Falla cardíaca derecha aguda/ shock/ hipotensión (a menudo con epigastralgia)
7. Falla cardíaca izquierda (con congestión pulmonar)
8. Dolor en el pecho similar al síndrome pleurítico con o sin hemoptisis
9. Similar a un síndrome coronario agudo (con o sin dolor de pecho)
10. Embolismo pulmonar con embolismo paradójico
11. Síncope
12. Bloqueo auriculoventricular completo
13. Fibrilación auricular, flutter auricular, taquicardia auricular, tsquicardia supraventricualr paroxística
14. Trombosis venosa profunda
15. Dolor abdominal sin abdomen agudo
16. Delirio

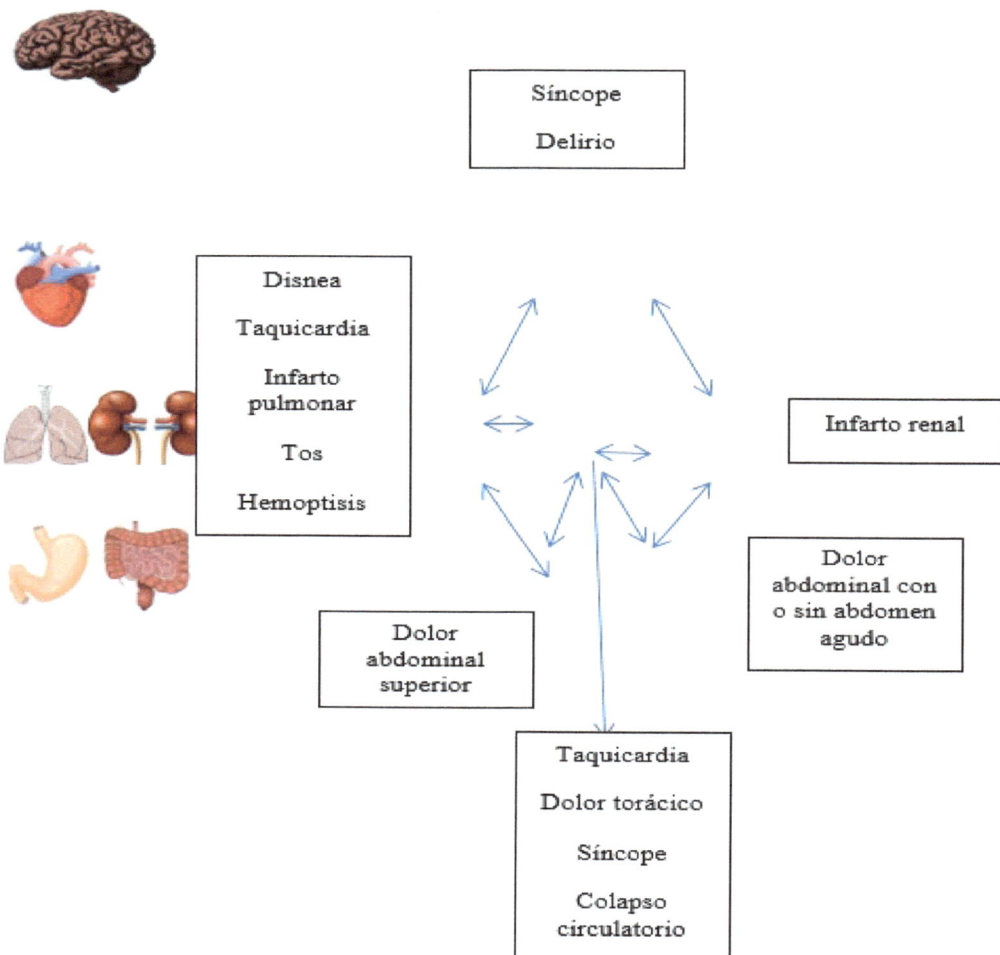

Figura 1. La TEP puede presentarse bajo varios cuadros clínicos. La evaluación cuidadosa del paciente es el papel clave para no perderse en el diagnóstico.

Diagnóstico

El diagnóstico de TEP puede ser desafiante, por la inespecificidad de los síntomas.

Los algoritmos y técnicas de diagnóstico se han mantenido relativamente sin cambios en los últimos 10 años (Fig. 2).

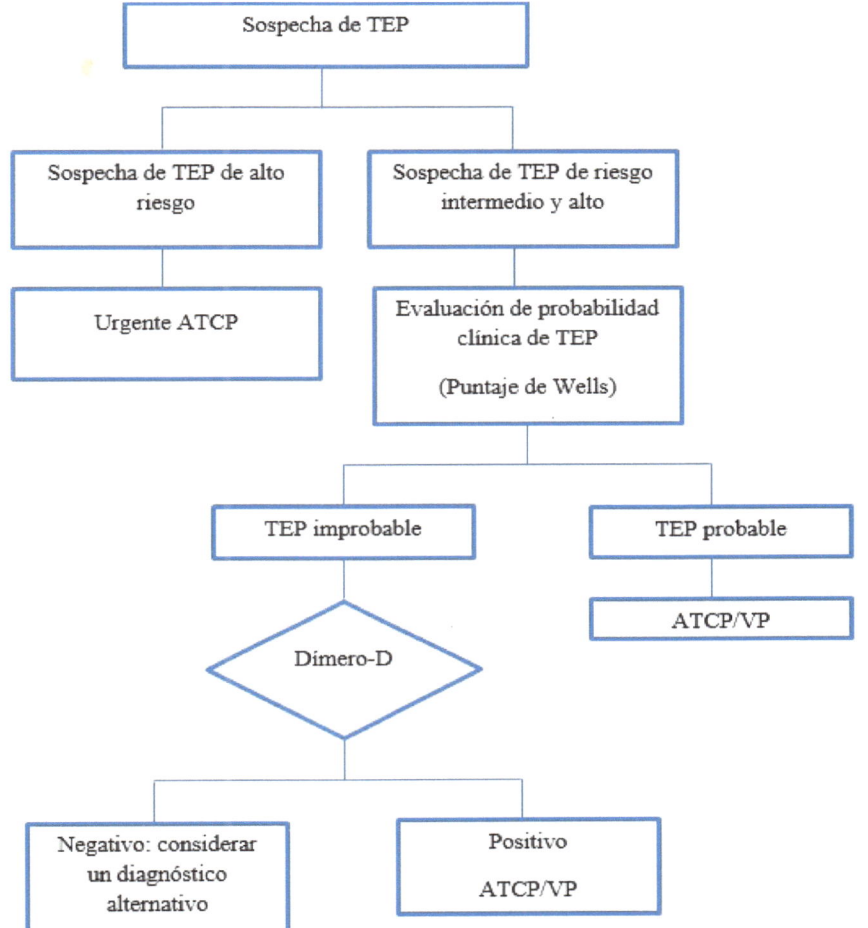

Figura 2: Diagnóstico de TEP (basado en las guías de la Sociedad Europea de Cardiología y NICE) (National, C. G. C. U. 2012). ATCP= Angiotomografía computarizada pulmonar; TEP= Tromboembolismo pulmonar; VP= ventilación perfusión.

Exámenes de laboratorio

Dímero-D

El dímero-D es un producto de la degradación de fibrina. Este es usado como un marcador subrogante de fibrinólisis y se espera que se eleve durante un evento trombótico. Se cuantifica a través de ELISA, un nivel normal es menos de 500ng/mL en la mayoría de los laboratorios. El dímero-D puede estar elevado en varias condiciones, como el embarazo, estados postquirúrgicos, malignidad, lo cual disminuye su especificidad. La utilidad del test de dímero-D para el diagnóstico de TEP es similar a la trombosis venosa profunda (Gibson et al., 2008).

Los puntajes de probabilidad clínica y la prueba de dímero-D se utilizan para filtrar aquellos casos con baja probabilidad de TEP. Si bien existen varios puntajes de probabilidad clínica, el puntaje de Wells (Tabla 4) sigue siendo el puntaje predominante en algoritmos de guías internacionales. Cuando la probabilidad clínica de TEP es baja, un dímero-D normal tiene un alto valor predictivo negativo para excluir TEP, sin embargo, cuando el dímero-D se encuentra elevado o la probabilidad clínica de TEP es alta, se debe realizar un diagnóstico por imagen.

Tabla 4
Puntaje de Wells de dos niveles para tromboembolismo pulmonar.

Síntoma	Puntaje
Signos y síntomas clínicos de TVP (mínimo de hinchazón y dolor de piernas con palpación de venas profundas)	3
Un diagnóstico alternativo es menos probable que TEP	3
Frecuencia cardíaca >100lpm	1.5
Inmovilización o cirugía en las 4 semanas previas	1.5
Previa TVP/TEP	1.5
Hemoptisis	1
Malignidad (en tratamiento, tratada en los últimos 6 meses, o paliativo)	1
Probabilidad clínica	Puntaje total
TEP improbable	≤4
TEP probable	≤4

TVP = trombosis venosa profunda; TEP = tromboembolismo pulmonar.

En pacientes con sospecha de TEP, las reglas de decisión clínica son importantes para determinar la probabilidad pre-test de TEP y guiar futuras investigaciones (Tran et al., 2019). Por ejemplo, la regla de Wells simplificada asigna un punto a varios factores clínicos para determinar una probabilidad pre-test clínica como "improbable" (≤ 1 punto) o "probable" (≥ 2 puntos) como se muestra en la Tabla 5 (Jiménez et al., 2010).

Tabla 5. Índice de severidad de embolismo pulmonar simplificado (Righini et al., 2014.)

Variable	Puntaje
Eda}d > 80 años	1
Historia de cáncer	1
Enfermedad cardiopulmonar crónica	1
Frecuencia cardíaca ≥ 110 lpm	1
Presión arterial sistólica < 100mmHg	1
Saturación arterial de oxihemoglobina < 90%	1
El í	

El índice de severidad de TEP simplificada asigna un punto a cada una de las variables. Un puntaje total de 0 denota bajo riesgo y un puntaje total ≥ 1 denota alto riesgo de mortalidad.

El interés por utilizar el dímero-D ajustado a la edad está en aumento. Existe evidencia actual que sugiere que el punto de corte del dímero-D debe ajustarse por edad en pacientes sobre los 50 años (Quiroz et al., 2005). Si el punto de corte es 500 mcg/L, se debe multiplicar la edad por 10 (es decir a los 60 años el valor normal es 600 mcg/L y a los 75, 750 mcg/L).

Si la probabilidad clínica es alta o el dímero-D está elevado, se debe realizar una angiotomografía computarizada de tórax helicoidal multicorte, con protocolo de TEP, que tiene sensibilidad y especificidad mayores a 95%, con un VPN a tres meses de 99% (12).

Troponinas cardíacas

Las troponinas cardíacas elevadas sugieren daño miocárdico. Durante la TEP, el miocardio puede volverse isquémico y liberar troponinas. En combinación con el péptido natriurético cerebral, las troponinas son un marcador útil de la disfunción del ventrículo derecho. Algunos estudios han demostrado que las troponinas cardíacas elevadas están asociadas con un incremento de la mortalidad a corto plazo del 1% al 10% (Henzler, Roeger, Meyer, et al., 2012). El uso de marcadores cardíacos en combinación con otras herramientas de imagen y evaluación clínica pueden ser útiles en la estratificación del riesgo.

Péptido natriurético cerebral
El péptido natriurético cerebral (PNC) es liberado por los miocitos ventriculares cuando se distienden, lo que generalmente ocurre en sobrecarga de volumen. Ambos productos de la división del proPNC, PNC (porción activa) y NT-proPNC (porción inactiva), pueden ser usados para medir la distensión ventricular. El PNC solo no puede ser utilizado para el diagnóstico de TEP, pero puede ser utilizado en conjunto con medidas del VD/VI en la angioTAC pulmonar, se ha encontrado que aumenta la precisión diagnóstica (Park et al., 2012).

Imágenes
Ultrasonido venoso
El ultrasonido de miembros inferiores es útil para evaluar un paciente con TEP. Este es relativamente rápido y es libre de radiación. El objetivo es encontrar venas no compresivas, que sugieren oclusión venosa. Sin embargo, la ecografía no se utiliza sola; más bien complementa el diagnóstico de TEP al identificar una fuente. Una ecografía venosa negativa no descarta la posibilidad de TEP.

Ecocardiografía
La ecocardiografía transtorácica es comúnmente utilizada en la evaluación de un paciente con sospecha de TEP. La ecocardiografía no diagnostica TEP; sino más bien, ayuda a la estratificación del riesgo, que a su vez tiene un impacto en las decisiones de gestión urgentes (Stein et al., 2006).

Angiotomografía pulmonar
La angiotomografía computarizada pulmonar (ATCP) ha reemplazado en gran medida el estándar de oro tradicional, la angiografía pulmonar. Esta es menos invasiva, rápida y fácilmente disponible en la mayoría de las instituciones. Incluso cuando es negativa, puede ser útil para identificar otras etiologías responsables la falla respiratoria, como enfermedad pulmonar intersticial, neumonía o derrame. Los riesgos incluyen nefropatía inducida por contraste, particularmente en pacientes con insuficiencia renal crónica, anafilaxia y exposición a la radiación. La investigación prospectiva del estudio de diagnóstico de embolia pulmonar mostró sensibilidad de la ATCP

de aproximadamente 80% con una especificidad de 95% (Hitchen, James, Thachil, 2016).

Gammagrafía Ventilación-Perfusión
Comúnmente conocida como exploración de ventilación-perfusión (V/P), la gammagrafía V / Q también puede ser utilizada para evaluar TEP aguda con alta sensibilidad y alta especificidad. Su uso es típicamente reservado para pacientes con contraindicación para ATCP. La exploración V / P sigue siendo, sin embargo, la modalidad de imagen elegida para el diagnóstico crónico de tromboembolismo en la evaluación de la hipertensión pulmonar tromboembólica crónica. (Van der Hulle, Den Exter, Kooiman, Van der Hoeven, Huisman, & Klok, 2014).

Tratamiento
El pilar del tratamiento de la TEP es la anticoagulación. Hasta hace poco, el estándar de atención fue la heparina de bajo peso molecular (HBPM) seguido de warfarina, pero en los últimos años ha sido reemplazado por los anticoagulantes orales directos (ACOD). Apixabán, dabigatrán, edoxabán y rivaroxabán tienen licencia para el tratamiento de tromboembolismo venoso. Dabigatrán y edoxabán ambos requieren un período mínimo de 5 días con LMWH, mientras que apixabán y rivaroxabán pueden administrarse tan pronto como la TEP sea confirmada con un régimen de dosis alta inicial que se reduce a los 7 y 21 días, respectivamente. En general, los ACOD como clase no son inferiores a HBPM / warfarina en términos de eficacia y parecen tener menor riesgo de sangrado. El inicio temprano del tratamiento es primordial ya que los pacientes pueden descompensarse rápidamente. Los pacientes que acuden a la sala de emergencias con TEP aguda tienen una mortalidad disminuida si el tratamiento anticoagulante comienza en la sala de emergencias, en lugar de esperar hasta después del ingreso. La warfarina no se usa en embarazo por ser teratogénica y por producir mayor riesgo de hemorragia intracraneal en el parto. El tratamiento endovascular está indicado en TEP de alto riesgo con contraindicación absoluta o relativa a la trombolisis sistémica, o en pacientes que fueron sometidos a trombolisis sistémica, pero que no logran recuperar el estatus hemodinámico ni ventilatorio (Engelberger, Kucher, 2011).

Bibliografía

1. Bělohlávek, J., Dytrych, V., & Linhart, A. (2013). Pulmonary embolism, part I: Epidemiology, risk factors and risk stratification, pathophysiology, clinical presentation, diagnosis and nonthrombotic pulmonary embolism. Experimental & Clinical Cardiology, 18(2), 129.
2. Saad, M., Shaikh, D. H., & Adrish, M. (2018). A rare case report of a saddle pulmonary embolism presenting with high grade fevers, responsive to anticoagulation. Medicine, 97(9).
3. Goldhaber, S. Z., Visani, L., & De Rosa, M. (1999). Acute pulmonary embolism: clinical outcomes in the International Cooperative Pulmonary Embolism Registry (ICOPER). The Lancet, 353(9162), 1386-1389.
4. Islam, M., Filopei, J., Frank, M., Ramesh, N., Verzosa, S., Ehrlich, M., ... & Steiger, D. (2018). Pulmonary infarction secondary to pulmonary embolism: an evolving paradigm. Respirology, 23(9), 866-872.
5. Authors/Task Force Members, Torbicki, A., Perrier, A., Konstantinides, S., Agnelli, G., Galiè, N., ... & Janssens, U. (2008). Guidelines on the diagnosis and management of acute pulmonary embolism: the Task Force for the Diagnosis and Management of Acute Pulmonary Embolism of the European Society of Cardiology (ESC). European heart journal, 29(18), 2276-2315.
6. National, C. G. C. U. (2012). Venous thromboembolic diseases: the management of venous thromboembolic diseases and the role of thrombophilia testing.
7. Gibson, N. S., Sohne, M., Kruip, M. J. A., Tick, L. W., Gerdes, V. E., Bossuyt, P. M., ... & Christopher Study Investigators. (2008). Further validation and simplification of the Wells clinical decision rule in pulmonary embolism. Thrombosis and haemostasis, 99(01), 229-234.
8. Tran, H. A., Gibbs, H., Merriman, E., Curnow, J. L., Young, L., Bennett, A., ... & Nandurkar, H. (2019). New guidelines from the Thrombosis and Haemostasis Society of Australia and New Zealand for the diagnosis and management of venous thromboembolism. Medical Journal of Australia, 210(5), 227-235.
9. Jiménez D, Aujesky D, Moores L, et al. Simplification of the pulmonary embolism severity index for prognostication in patients with acute symptomatic pulmonary embolism. Arch Intern Med 2010; 170: 1383–1389.
10. Righini, M., Van Es, J., Den Exter, P. L., Roy, P. M., Verschuren, F., Ghuysen, A., ... & Le Gall, C. (2014). Age-adjusted D-dimer cutoff levels to rule out pulmonary embolism: the ADJUST-PE study. Jama, 311(11), 1117-1124.
11. Quiroz, R., Kucher, N., Zou, K. H., Kipfmueller, F., Costello, P., Goldhaber, S. Z., & Schoepf, U. J. (2005). Clinical validity of a negative computed tomography scan in patients with suspected pulmonary embolism: a systematic review. Jama, 293(16), 2012-2017.
12. Becattini, C., Vedovati, M. C., & Agnelli, G. (2007). Prognostic value of troponins in acute pulmonary embolism. Circulation, 116(4), 427-433.
13. Henzler T, Roeger S, Meyer M, et al. Pulmonary embolism: CT signs and cardiac biomarkers for predicting right ventricular dysfunction. Eur Respir J 2012. https://doi.org/10.1183/09031936.00088711. 41. Fields JM, Davis J, Girson L, et al. T
14. Park, J. R., Chang, S. A., Jang, S. Y., No, H. J., Park, S. J., Choi, S. H., ... & Oh, J. K. (2012). Evaluation of right ventricular dysfunction and prediction of clinical outcomes in acute pulmonary embolism by chest computed tomography: comparisons with echocardiography. The international journal of cardiovascular imaging, 28(4), 979-987.

15. Stein, P. D., Fowler, S. E., Goodman, L. R., Gottschalk, A., Hales, C. A., Hull, R. D., ... & Sostman, H. D. (2006). Multidetector computed tomography for acute pulmonary embolism. *New England Journal of Medicine, 354(22),* 2317-2327.
16. Hitchen, S., James, J., & Thachil, J. (2016). Ventilation perfusion scan or computed tomography pulmonary angiography for the detection of pulmonary embolism?. *European journal of internal medicine, 32,* e26-e27.
17. Van der Hulle, T., Den Exter, P. L., Kooiman, J., Van der Hoeven, J. J. M., Huisman, M. V., & Klok, F. A. (2014). Meta-analysis of the efficacy and safety of new oral anticoagulants in patients with cancer-associated acute venous thromboembolism. *Journal of Thrombosis and Haemostasis, 12(7),* 1116-1120.
18. Engelberger, R. P., & Kucher, N. (2011). Catheter-based reperfusion treatment of pulmonary embolism. *Circulation, 124(19),* 2139-2144.
19. Engelberger, R. P., & Kucher, N. (2011). Catheter-based reperfusion treatment of pulmonary embolism. *Circulation, 124(19),* 2139-2144.

CAPÍTULO 12

DERRAME PLEURAL
Dr. Ricardo Paúl Sandoval Pazmiño

Derrame Pleural

Protocolo de Manejo del Derrame Pleural
objetivos:
- Conocer las diferentes patologías que cursan con derrame pleural.
- Saber diferenciar entre los diferentes tipos de derrames, para ofrecer un tratamiento clínico-quirúrgico individualizado.

Alcance

Este protocolo está realizado para el manejo del derrame pleural en los servicios de: Urgencias, Cirugía Pulmonar, Neumología y Terapia Intensiva.

Definiciones:

El derrame pleural es el resultado de la acumulación de fluidos en el espacio pleural, convirtiéndose en un problema frecuente, el cual puede ser causado por varios mecanismos: (Rendón, 2009).

FIsiopatología:
- Incremento de la permeabilidad de la membrana pleural
- Incremento en la presión hidrostática negativa, se produce porque se eleva la presión capilar pulmonar, puede verse comúnmente en la falla cardíaca, y es menos habitual en a pericarditis constrictiva, el taponamiento pericárdico o la sobrecarga de volumen: Da lugar a trasudado
- Incremento en la presión intrapleural negativa, lo cual predispone a la formación de líquido pleural, ocurre así de forma exclusiva en presencia de una gran atelectasia, pero también se puede observar asociada a neumotórax. Es dudoso que por sí sola, produzca grandes derrames sin otra condición sobrecargada.
- Disminución de la presión oncótica en la circulación microvascular: no es usual, debido a la gran capacidad de reabsorción de la circulación linfática (que puede ser de hasta 30 veces el líquido pleural formado diariamente); es el mecanismo de los derrames pleurales secundarios a hipoalbuminemia (síndrome nefrótico, desnutrición, hepatopatías crónicas).
- Obstrucción del flujo linfático: es uno de los principales componentes responsables de la persistencia del derrame pleural. El bloqueo linfático puede producirse en la zona subpleural o en el mediastino, comprometiendo la reabsorción de líquido. Es el mecanismo más importante de producción de derrame pleural de origen tumoral; también puede ocasionarse en el bloqueo o ruptura del conducto torácico que provocará un quilotórax. Otras causas son la sarcoidosis, el derrame pleural

pos irradiación y el síndrome de las uñas amarillas.
- Movimiento de líquido ascítico del espacio peritoneal: se da por paso de líquidos a través de pequeños defectos diafragmáticos o por linfáticos hacia la cavidad pleural. Ejemplos son los derrames secundarios a ascitis, obstrucción urinaria, síndrome de Meigs (Timmerman D, 1995) y procesos pancreáticos.
- Incremento de la permeabilidad en la circulación microvascular: debido a mediadores inflamatorios, lo cual permite que líquido y proteínas escapen a través del pulmón y de la superficie visceral hacia el espacio pleural, que ha sido documentado en infecciones como la neumonía, la tuberculosis y en otros procesos como las colagenosis, el tromboembolismo pulmonar y el síndrome de Dressler.
- Separación de las superficies pleurales: lo cual podría disminuir el movimiento del líquido en el espacio pleural e inhibir el drenaje linfático, como sucede en el caso de un pulmón atrapado.

Actividades:
- Anamnesis y exploración física completa, que incluya antecedentes patológico y laborales, así como los fármacos que recibe el paciente.
- Categorizar en uno de los dos grandes grupos de tipo de derrames: Exudado o Trasudado, para lo cual se usan los criterios de Light, originalmente descritos en 1972, se han convertido en la herramienta diagnóstica estándar para realizar esta interpretación, como se describe en la tabla 1. (RW., 1997).
- Sin embargo, se han propuesto nuevos criterios, que aunque no son mucho más sensibles ni específicos tabla 2 y 3, tienen un uso particular para diferenciar entre trasudado y exudado en pacientes con falla cardiaca congestiva recibiendo tratamiento con diuréticos, los cuales pueden causar incremento transitorio de proteínas en el líquido pleural debido al movimiento del líquido hacia el compartimento intravascular, y parecer como pseudoexudados.

Tabla 1. Criterios de Light para diferenciar exudado de trasudado

El líquido pleural se considera un exudado si uno o más de los siguientes criterios están presentes:
§ Relación proteínas líquido pleural/proteínas séricas >0,5
§ Relación deshidrogenasa láctica del líquido pleural/deshidrogenasa láctica sérica >0,6
§ LDH en líquido pleural >2/3 del límite superior normal en suero

Tabla 2. Nuevos criterios propuestos para diferenciar exudado de trasudado

	Deshidrogenasa láctica	Colesterol	Proteínas	Proteínas séricas/ protéinas del líquido pleural
Trasudado	≤45%*	≤45 mg/dL	≤2,9 g/dL	≤1,2 g/dL
Exudado	>45%*	>45 mg/dL	>2,9 g/dL	>1,2 g/dL
*Del límite superior normal en suero				

Tabla 3. Sensibilidad y especificidad de las pruebas para diferenciar un exudado

	Sensibildiad (%)	Especificidad(%)
Criterios de Light	98	83
Colesterol en líquido pleural > 60 mg/dL	54	92
Colesterol en líquido pleural > 43 mg/dL	75	80
Relación colesterol en líquido pleural/ colesterol sérico >0,3	89	81
Albúmina sérica/ albúmina en líquido pleural ≤1,2	87	92

Si sospechamos insuficiencia cardíaca, pero el derrame pleural es un exudado limítrofe, se recomienda calcular el gradiente (resta) entre la albúmina del suero y del líquido pleural. Si dicha diferencia es superior a 1.2 g/dL, circunstancia que se da en el 83% de pacientes con estos "falsos exudados" cardiacos, asumiremos la naturaleza trasudativa del derrame pleural. Otros criterios para la clasificación de como exudado con menor rentabilidad, está el colesterol en el líquido pleural mayor a 60 mg/dL, o el cociente entre el colesterol en el líquido pleural y suero superior a 0.3.

Etiología:
Los derrames trasudativos son causados por una combinación de un aumento de la presión hidrostática y una disminución de la presión oncótica del plasma. La insuficiencia cardíaca es la causa más frecuente, seguida por la cirrosis con ascitis y por hipoalbuminemia, en general debida a un síndrome nefrótico.

Los derrames exudativos son causados por procesos locales que conducen a la mayor permeabilidad capilar que produce un exudado de líquido, proteínas, células y otros componentes del suero. Las causas son varias; los más comunes son la neumonía, el cáncer, la embolia pulmonar, la infección viral y la tuberculosis.

El síndrome de las uñas amarillas es un trastorno raro que causa derrames pleurales exudativos crónicos, linfedema y uñas amarillas distróficas (todo parece ser el resultado de problemas del drenaje linfático).

El derrame quiloso (quilotórax) es un derrame blanco lechoso con aumento del contenido de triglicéridos causado por una lesión traumática o neoplásica (más a menudo linfomatosa) en el conducto torácico. El derrame quiloso también se produce en el síndrome de la vena cava superior.

Los derrames quiliformes (colesterol o seudoquiloso) se parecen a los derrames quilosos, pero tienen concentraciones bajas de triglicéridos y elevadas de colesterol. Se cree que los derrames quiliformes se deben a la liberación de colesterol a partir de la lisis de los eritrocitos y los neutrófilos en los derrames de larga evolución cuando está bloqueada la absorción por una pleura engrosada.

El hemotórax es la presencia de líquido hemorrágico (hematocrito del líquido pleural > 50% del hematocrito periférico) en el espacio pleural debido a un traumatismo o, rara vez, como consecuencia de una coagulopatía o después de la rotura de un vaso sanguíneo importante, como la aorta o arteria pulmonar.

El empiema es la presencia de pus en el espacio pleural. Puede aparecer como complicación de una neumonía, una toracotomía, abscesos (pulmonar, hepático o subdiafragmático) o un traumatismo penetrante con infección secundaria. El empiema de necesidad es la extensión del empiema a los tejidos blandos que produce la infección de la pared torácica y un drenaje al exterior.

El pulmón atrapado o encarcelado es un pulmón rodeado por una cubierta fibrosa causada por un empiema o por un tumor. Como el pulmón no puede expandirse, la presión pleural es más negativa que lo normal, lo que aumenta la trasudación de líquido desde los capilares de la pleura parietal. Normalmente, el líquido presenta características límites entre un trasudado y un exudado; es decir, los valores bioquímicos se encuentran dentro del 15% de los niveles límites de los criterios de Light (ver Criterios para identificar derrames pleurales exudativos).

Los derrames iatrogénicos pueden deberse a la migración o la colocación errónea de una sonda de alimentación en la tráquea o a la perforación de la vena cava superior por un catéter venoso central, que da lugar a la infusión del contenido de la sonda de alimentación o de la solución IV dentro del espacio pleural.

Los derrames sin causa evidente a menudo se producen por émbolos pulmonares ocultos, tuberculosis o cáncer. Se desconoce la etiología en alrededor del 15% de los derrames, incluso después del estudio extenso; se considera que muchos se deben a infecciones virales.

Tabla 4. Causas de Derrame Pleural

TRASUDADO	
Insuficiencia cardíaca	Derrames bilaterales en el 81%; del lado derecho en el 12%; del lado izquierdo en el 7% En la insuficiencia ventricular izquierda, está aumentado el líquido intersticial, que atraviesa la pleura visceral e ingresa en el espacio pleural
Cirrosis con ascitis (hidrotórax hepático)	Derrames del lado derecho en el 70%; del lado izquierdo en el 15%; bilaterales en el 15% Migración del líquido ascítico al espacio pleural a través de defectos diafragmáticos Derrame presente en cerca del 5% de los pacientes con ascitis clínicamente evidente
Hipoalbuminemia	Infrecuente Derrames bilaterales en > 90% Disminución de la presión oncótica intravascular, que causa trasudación al interior del espacio pleural Asociada con edema o anasarca en otras localizaciones
Síndrome nefrótico	En general, derrames bilaterales; con frecuencia subpulmonar Disminución de la presión oncótica intravascular más hipovolemia que causa trasudación al interior del espacio pleural
Hidronefrosis	Disección retroperitoneal de la orina al interior del espacio pleural, que causa urinotórax
Pericarditis constrictiva	Aumenta la presión hidrostática intravenosa En algunos pacientes, acompañada por anasarca masiva y ascitis debido a un mecanismo similar al de hidrotórax hepático
Atelectasia	Aumenta la presión intrapleural negativa

Diálisis peritoneal	Mecanismo similar al del hidrotórax hepático Líquido pleural con características similares al dializado
Pulmón atrapado	Revestimiento con cubierta fibrosa que aumenta la presión intrapleural negativa Puede haber derrame exudativo o limítrofe
Síndrome de filtración capilar sistémica	Infrecuente Acompañado por anasarca y derrame pericárdico
Mixedema (hipotiroidismo)	Derrame presente en cerca del 5% de los casos En general, trasudado si también hay derrame pericárdico debido al aumento de las presiones hidrostáticas; trasudado o exudado si hay solo derrame pleural
Exudado	
Neumonía (derrame paraneumónico)	Puede ser no complicado, tabicado, purulento (empiema) o cualquier combinación de éstos Toracentesis necesaria para su diferenciación
Cáncer	Con mayor frecuencia, cáncer de pulmón, de mama o linfoma, pero es posible con cualquier tumor metastásico a la pleura De modo característico, causa dolor torácico sordo e intenso
Embolia pulmonar	Derrame presente en cerca del 30%: Casi siempre exudativo; hemorrágico en < 50% La embolia pulmonar se sospecha cuando la disnea es desproporcionada respecto del tamaño del derrame
Infección viral	El derrame suele ser pequeño con infiltrado parenquimatoso o sin él Predominan los signos sistémicos en lugar de los síntomas pulmonares

Cirugía de derivación de la arteria coronaria	Derrame izquierdo o mayor del lado izquierdo en el 73% de los casos; bilateral e igual en el 20%; derecho o mayor del lado derecho en el 7% > 25% del hemitórax lleno con líquido a los 30 días después de la cirugía en el 10% de los pacientes Derrames hemorrágicos relacionados con la hemorragia posoperatoria que probablemente desaparecen Los derrames no hemorrágicos pueden recidivar; se desconoce la etiología pero es probable que tengan una base inmunitaria
Tuberculosis	Derrame generalmente unilateral y del mismo lado que los infiltrados parenquimatosos Derrame debido a una reacción de hipersensibilidad a la tuberculoproteína Cultivos positivos para tuberculosis del líquido pleural en < 20% de los casos
Sarcoidosis	Derrame en el 1–2% Sarcoide extenso en el parénquima y con frecuencia sarcoide extratorácico Granulomas pleurales en muchos pacientes sin derrame Líquido pleural predominantemente linfocítico
Uremia	Derrame en cerca del 3% de los casos En > 50%, síntomas secundarios al derrame. Con mayor frecuencia fiebre (50%), dolor torácico (30%), tos (35%) y disnea (20%) Diagnóstico de exclusión
Abscesos subfrénicos	Causa derrame subpulmonar "por simpatía" Los neutrófilos predominan en el líquido pleural pH y glucosa normales
Infección por HIV	Muchos factores etiológicos posibles: neumonías (paraneumónico), que incluye neumonía por Pneumocystis jirovecii, otras infecciones oportunistas, tuberculosis y sarcoma de Kaposi pulmonar
AR	Derrame típicamente en varones ancianos con nódulos reumatoideos y artritis deformante Debe diferenciarse del derrame paraneumónico (ambos caracterizados por hipoglucemia, pH bajo y LDH elevado)

LES	El derrame es tal vez la primera manifestación del lupus eritematoso sistémico Frecuente en el lupus eritematoso sistémico inducido por fármacos Diagnóstico establecido por prueba serológicas en sangre, no en el líquido pleural
Fármacos	Muchos fármacos, sobre todo bromocriptina, dantroleno, nitrofurantoína, IL-2 (para el tratamiento de cáncer de células renales y melanoma) y metisergida
Síndrome de hiperestimulación ovárica	Síndrome que aparece como complicación de la inducción de la ovulación con gonadotropina coriónica humana (hCG) y en ocasiones, clomifeno Derrame que se desarrolla 7–14 días después de la inyección de hCG Derrame derecho en el 52%; bilateral en el 27%
	Aguda: el derrame aparece en cerca del 50%; bilateral en el 77%; izquierdo en el 16%; derecho en el 8% El derrame se debe a la transferencia transdiafragmática del líquido inflamatorio exudativo y a la inflamación diafragmática Crónica: el derrame de debe al trayecto sinusal desde el seudoquiste pancreático al interior del espacio pleural Predominancia de síntomas torácicos en lugar de síntomas abdominales Los pacientes que presentan caquexia parecen tener cáncer
Síndrome de la vena cava superior	El derrame suele estar causado por el bloqueo del flujo venoso y linfático intratorácico por cáncer o trombosis en un catéter central Puede ser un exudado o un quilotórax
Rotura esofágica	Pacientes muy graves Urgencia médica Morbimortalidad debida a infección del mediastino y el espacio pleural
Derrame pleural benigno debido al amianto	Derrame que aparece > 30 años después de la exposición inicial Con frecuencia asintomático Tiende a aparecer y desaparecer Se debe descartar el mesotelioma
Tumor benigno de ovario (síndrome de Meigs)	Mecanismo similar al del hidrotórax hepático A veces indicada la cirugía para pacientes con masa ovárica, ascitis y derrame pleural El diagnóstico precisa la desaparición de la ascitis y el derrame después de la cirugía

Síndrome de las uñas amarillas	Tríada de derrame pleural, linfedema y uñas amarillas, a veces aparecen separadas por décadas Líquido pleural con concentraciones relativamente elevadas de proteínas pero bajas de LDH Tendencia a la recidiva del derrame Dolor torácico no pleurítico
Se enumeran las causas en orden aproximado comenzando con las más frecuentes.	

Tratamiento
- Tratamiento de los síntomas y del trastorno subyacente
- Drenaje de algunos derrames sintomáticos
- Otros tratamientos para los derrames paraneumónicos y malignos

En general, el derrame en sí no precisa tratamiento si es asintomático porque muchos derrames se reabsorben espontáneamente cuando es tratado el trastorno subyacente, en especial aquellos debidos a neumonías sin complicaciones, embolia pulmonar o cirugía.

El dolor pleurítico suele controlarse con AINE u otros analgésicos orales. A veces, se necesita un ciclo corto de opiáceos orales.

La toracocentesis es un tratamiento suficiente para muchos derrames sintomáticos y puede repetirse en caso de que vuelvan a acumularse derrames. No hay límites arbitrarios en la cantidad de líquido que se puede extraer. La eliminación del líquido puede continuarse hasta que el derrame esté drenado o el paciente exhiba sensación de opresión, dolor torácico o tos intensa.

Los derrames crónicos, recidivantes y que causan síntomas pueden tratarse con pleurodesis o drenaje intermitente con un catéter permanente. Los derrames causados por neumonía y cáncer pueden necesitar otras medidas adicionales.

Derrame paraneumónico y empiema
En pacientes con factores pronósticos adversos (pH < 7,2, glucosa < 60 mg/dL, tinción de Gram positiva o cultivo positivo, tabicaciones), deberá drenarse completamente el derrame mediante toracocentesis o tubo de toracostomía

Si el drenaje total es imposible, puede administrarse un fármaco trombolítico (fibrinolítico) (p. ej., 10 mg de un activador del plasminógeno tisular) con una DNasa (p. ej., alfa dornasa 5 mg) en 100 mL de solución fisiológica dentro de la pleura dos veces al día durante 3 días. Si los intentos de drenaje no son exitosos, debe realizarse una toracoscopia para lisar las adherencias y extirpar el tejido fibroso que recubre el pulmón para permitir su expansión. Si la toracoscopia no resulta exitosa, es necesario realizar una toracotomía con decorticación quirúrgica (p. ej., la eliminación de la cicatriz, el coágulo o la membrana fibrosa que rodea el pulmón).

Derrame pleural maligno
Si la disnea causada por un derrame pleural maligno se alivia con la toracocentesis pero reaparecen el líquido y la disnea, están indicados el drenaje (intermitente) crónico o la pleurodesis. Los derrames asintomáticos y los que provocan disnea que no se alivia con la toracocentesis no precisan otros procedimientos adicionales.

El drenaje con catéter permanente es el método preferido para los pacientes ambulatorios porque la internación no es necesaria para colocar el catéter y el líquido pleural puede drenarse en forma intermitente en frascos al vacío. La pleurodesis se realiza mediante la instilación de un agente esclerosante en el espacio pleural para fusionar la pleura visceral y la parietal y eliminar el espacio. Los agentes esclerosantes más eficaces y utilizados son talco, doxiciclina y bleomicina provista a través de un tubo de tórax o una toracoscopia.

La pleurodesis está contraindicada si el mediastino se ha desplazado hacia el lado del derrame o si el pulmón no se expande después de colocar un tubo de tórax.

La derivación del líquido pleural hacia el peritoneo (derivación pleuroperitoneal) es útil para los pacientes con derrame maligno en quienes la pleurodesis es infructuosa y en aquellos que tienen un pulmón atrapado.

Tabla 5. Manejo del Derrame Pleural

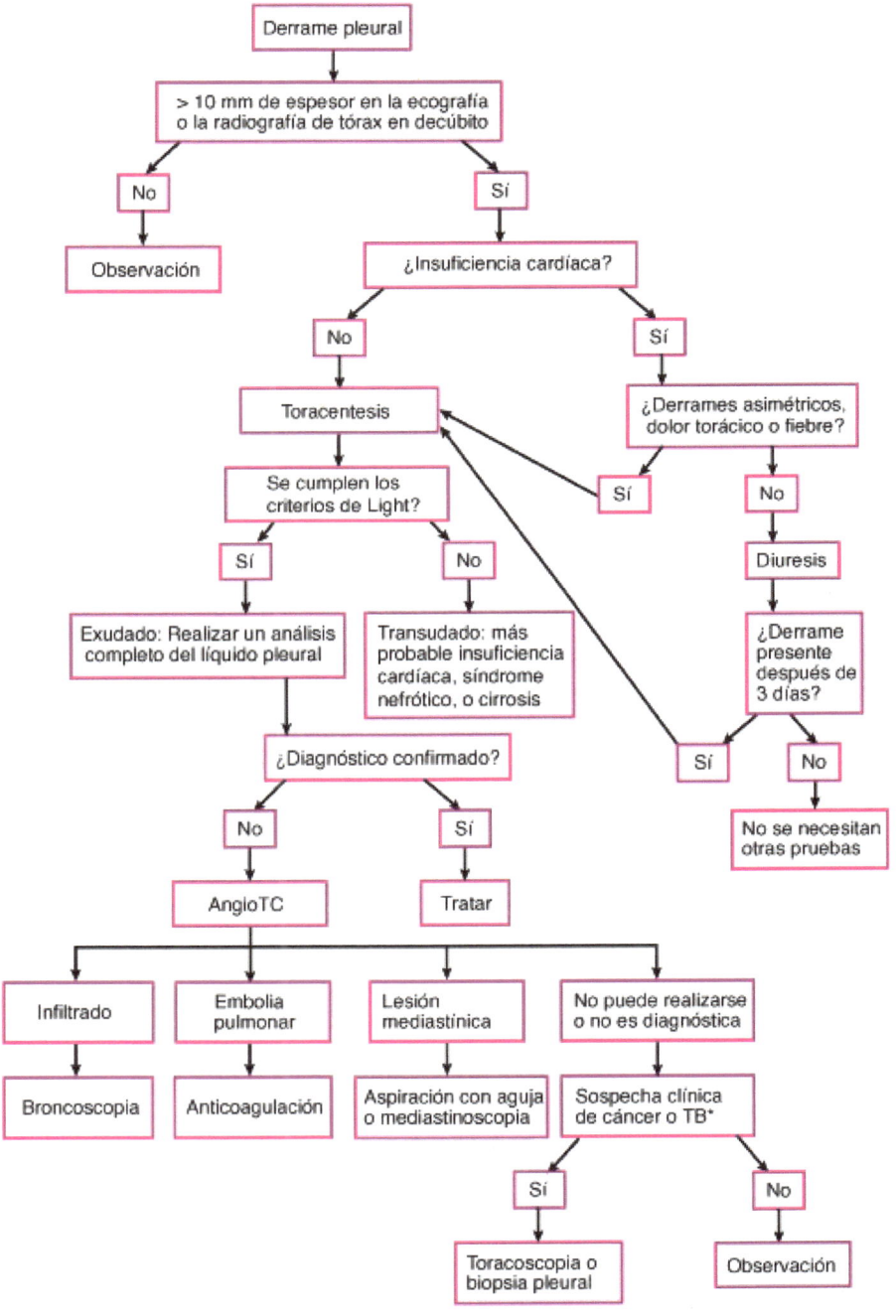

Bibliografía

1. Rendón, L. G. (2009). Derrame Pleural . Medicina y Laboratorio, 11.
2. RW., L. (1997). Diagnostic principles in pleural disease. Eur Respir J , 10: 476-481.
3. Timmerman D, M. P. (1995). Meigs' syndrome with elevated serum CA 125 levels: two
4. case reports and review of the literature. . Gynecol Oncol , 405-408.

CAPÍTULO 14

HIPERTENSIÓN PULMONAR
Dra. María Belén Olivo Peñaranda

Se define hemodinámicamente a la HP como la elevación de la presión media de la arteria pulmonar (PAPm) con valores iguales o superiores a 25 mm Hg registrados por cateterismo cardíaco derecho (CCD) y con el paciente en reposo[1].

Por otra parte, se define hipertensión arterial pulmonar (HAP) cuando a la definición anterior se le agrega una resistencia vascular pulmonar (RVP) mayor de 3 Unidades Wood (UW) y una presión arterial pulmonar de enclavamiento (PAPE) igual a 15 mm Hg o menor, en ausencia de otras causas de HP precapilar (enfermedades pulmonares, tromboembolismo crónico)[1,4].

La hipertensión pulmonar también puede ser consecuencia de muchas otras enfermedades crónicas, como la insuficiencia cardíaca izquierda, diversas enfermedades del parénquima pulmonar y enfermedad tromboembólica[4].
Clasificación Hipertensión Pulmonar,

La HP puede presentarse en distintos procesos clínicos distribuidos en cinco grupos: grupo 1, hipertensión arterial pulmonar (HAP); grupo 2: HPasociada a enfermedad cardiaca izquierda (HPCI); grupo 3: HP asociada a enfermedad respiratoria y/oa hipoxemia; grupo 4: HP tromboembólica crónica (HPTC), y grupo 5: HP por mecanismos poco claros o multifactoriales[3,4].

TABLA 1. Clasificación de la hipertensión pulmonar NIZA 2018

1. HIPERTENSIÓN ARTERIAL PULMONAR
1.1. Idiopática
1.2. Hereditaria
1.2.1. Mutación en BMPR2
1.2.2. Otras mutaciones
1.3. Inducida por fármacos y toxinas
1.4. Asociada con
1.4.1. Enfermedad del tejido conectivo
1.4.2. Infección por el VIH
1.4.3. Hipertensión portal
1.4.4. Cardiopatías congénitas
1.4.5. Esquistosomiasis
1.5. HAP en respondedores a largo plazo a antagonistas del calcio
1.6. HAP con datos de enfermedad venooclusiva/hemangiomatosis capilar pulmonar
1.7. HP persistente del recién nacido
2. Hipertensión Pulmonar HP secundaria a cardiopatía izquierda
2.1. Debida a insuficiencia cardíaca con fracción de eyección del ventrículo izquierdo conservada
2.2. Debida a insuficiencia cardíaca con fracción de eyección del ventrículo izquierdo reducida
2.3. Valvulopatías
2.4. Patologías cardiovasculares congénitas/adquiridas que conducen a HP poscapilar

Grupo 3: HP secundaria a enfermedades pulmonares y/o hipoxia
3.1. Enfermedad pulmonar obstructiva crónica
3.2. Enfermedad pulmonar restrictiva
3.3. Otras enfermedades pulmonares con patrón mixto restrictivo y obstructivo
3.4. Hipoxia sin enfermedad pulmonar
3.5. Enfermedades pulmonares del desarrollo
Grupo 4. HP tromboembólica crónica y otras obstrucciones de arterias pulmonares
4.1. HP tromboembólica crónica
4.2. Otras obstrucciones de arterias pulmonares
Grupo 5. HP de mecanismo desconocido o multifactoria
5.1. Enfermedades hematológicas
5.2. Enfermedades sistémicas y metabólicas
5.3. Otras
5.4. Enfermedades cardíacas congénitas complejas

HAP: hipertensión arterial pulmonar; HP: hipertensión pulmonar

FIsiopatologia de la Hipertensión Pulmonar

La base fisiopatológica que subyace al aumento de la resistencia vascular pulmonar (RVP) es la enfermedad vascular hipertensiva en arterias de pequeño tamaño y arteriolas pulmonares[2].

En su desarrollo participan múltiples factores celulares y moleculares que dan lugar al remodelado de la pared del vaso por cuatro mecanismos fundamentales, que son[2]:

- La vasoconstricción.
- La proliferación celular.
- La trombosis.
- Los factores inmunitarios / inflamatorios.

El origen es desconocido, pero se postula la existencia de una predisposición genética sobre la que deben actuar factores facilitadores y desencadenantes que dan lugar al inicio de la enfermedad. Los diferentes mediadores moleculares implicados en el desarrollo de la enfermedad y los principales mecanismos de acción y el tipo celular implicado se ilustran en la Figura 1. El efecto final de estos mediadores es un desbalance hacia los que favorecen la vasoconstricción, inflamación, la proliferación celular y la trombosis vascular frente a los que ejercen el mecanismo contrario. Se ha relacionado una excesiva vasoconstricción con la función o expresión anómala de los canales de potasio en el músculo liso vascular, así como también con la disfunción endotelial. La disfunción endotelial está involucrada con una menor producción de agentes vasodilatadores como el óxido nítrico (ON) y prostaciclina (PG), junto con la mayor expresión de sustancias vasoconstrictoras y proliferativas como la endotelina (ET) y el tromboxano A2 (TxA2)[2].

El conocimiento de estos mediadores no sólo es importante para entender la historia natural de la enfermedad, sino porque son las dianas a las que se dirigen los diferentes tratamientos actuales y las nuevas líneas de investigación. En la actualidad se reconocen tres vías patogénicas, que son además blancos terapéuticos: Vía ON, vía PG y la vía de la ET[2].

Fig. 1. Mecanismos biopatológicos en el desarrollo de la hipertensión arterial pulmonar[5]

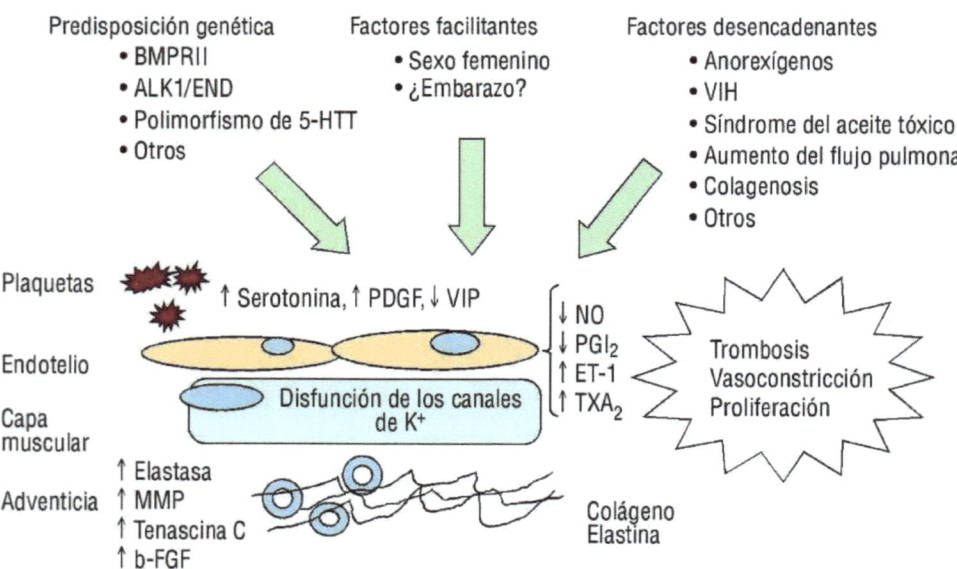

ALK1: activin-receptor-like kinase 1; BMPR II: gen del receptor tipo II de la proteína ósea morfogenética; ENG: endoglina; ET-1: endotelina 1; b-FGF: factor de crecimiento derivado de fibroblastos; 5-HTT: gen del transportador de serotonina; MMP: metaloproteinasas; NO: óxido nítrico; PDGF: factor de crecimiento derivado de plaquetas; PGI2: prostaciclina; TXA2: tromboxano A2; VIH: virus de la inmunodeficiencia humana; VIP: péptido intestinal vasoactivo.

En los últimos años ha habido grandes avances en este campo, fundamentalmente en el estudio de los genes BMPR2 (gen del receptor tipo II de la proteína morfogenética ósea), ALK1 (activin- receptor-like kinase 1) 5HTT (endoglina asociada a la telangiectasia hemorrágica familiar y el gen del transportador de serotonina), parece ser más frecuente en pacientes con HAP [2].

GEN BMPR2

Codifica un receptor de membrana perteneciente a la familia de los receptores del factor de crecimiento transformador beta (TGFβ). Se expresa en el endotelio pulmonar, células de músculo liso y macrófagos, y regula múltiples funciones celulares: proliferación, migración, diferenciación y apoptosis[5].

Su mutación da lugar a una cantidad insuficiente del receptor, lo que favorece una mayor proliferación celular e inhibición de la apoptosis celular. El gen se localiza en el brazo largo del cromosoma 2 (2q31,32) y tiene 13 exones, y se han descrito hasta 298 mutaciones puntuales diferentes[5].

En la HAP «familiar», actualmente clasificada como hereditaria, se han descrito mutaciones hasta en el 70% de los casos, con una herencia autosómica dominante. La penetrancia es incompleta, y sólo el 20% de los portadores de la mutación van a contraer la enfermedad. Se da un fenómeno de anticipación genética, es decir, las generaciones posteriores sufren la enfermedad a edades más tempranas[5].

En la HAP idiopática se han descrito mutaciones en aproximadamente el 20% de los casos, en HAP asociada a cardiopatías congénitas en el 6% y en Virus de la inmunodeficiencia humana (VIH) y aceite tóxico, no se han encontrado mutaciones en el gen BMPR2[5].

Los pacientes que tienen mutado el gen presentan algunas diferencias respecto a quienes no lo tienen: la enfermedad aparece a edades más tempranas, presentan un perfil hemodinámico de peor pronóstico y responden menos al test vasodilatador agudo; sin embargo, no existen diferencias en cuanto a la supervivencia y las características clínicas al diagnóstico[5].

Diagnóstico

El diagnóstico inicial suele sospecharse en el contexto de paciente mujer joven, con síntomas vagos tales como disnea, fatiga, dolor torácico, síncopes, palpitaciones, entre otros[2].

La evaluación inicial se hace con un electrocardiograma (ECG) y una radiografía de tórax. En el ECG podemos observar desviación del eje a la derecha, dilatación del ventrículo derecho, dilatación de la aurícula derecha y cambios del segmento ST y la onda T en precordiales derechas, reflejo de la sobrecarga del ventrículo derecho[4]

En la radiografía de tórax puede observarse una dilatación proximal de las arterias pulmonares con una desaparición o poda periférica de la vasculatura pulmonar. La radiografía lateral puede poner de manifiesto la disminución del espacio aéreo retroesternal como resultado de la dilatación del ventrículo derecho[4].

En sintesis la HP es eminentemente clínica y se fundamenta en la sintomatología, la presencia de factores de riesgo, los hallazgos de la exploración física y los resultados de exámenes simples como la radiografía de tórax y el ECG. Si la valoración inicial confirma la sospecha de HP, se realizará un ecocardiograma transtorácico, pruebas de función pulmonar y tomografía computarizada de alta resolución torácica para identificar enfermedades pulmonares (grupo 3) o cardiopatía izquierda (grupo 2)[5].

Si no hay datos de enfermedad cardiaca o respiratoria o la HP parece «desproporcionada» para la gravedad de la enfermedad subyacente, se recomienda realizar una gammagrafía pulmonar de ventilación/perfusión (V/Q). Si la gammagrafía V/Q muestra múltiples defectos de perfusión segmentaria, debe sospecharse HPTC. El diagnóstico final de HPTC requiere una angiografía pulmonar por tomografía computarizada (TC), un CCD y una angiografía pulmonar selectiva. Si se descarta esta posibilidad, una vez confirmado el diagnóstico de HP con el CCD, se estudian los diferentes tipos de HAP[5].

Ecocardiografía transtorácica

Se debe realizar siempre que se sospeche HP[5,4].

Permite estimar la presión pulmonar sistólica (PSP), la función sistólica y diastólica del VI y la afección valvular y detectar la presencia de shunt sistémico pulmonar (se utilizará suero salino agitado)[5].

En general, la correlación entre la PSP estimada en el ecocardiograma y la medida en el CCD es buena (0,57-0,85). Sin embargo, la PSP estimada en la ecocardiografía puede sobrestimar el valor hemodinámico con una diferencia > 10 mmHg hasta en un 48% de los casos, especialmente si el registro Doppler es de mala calidad. Las cifras de PSP varían con la edad y el peso del paciente; por ejemplo, se halla PSP > 40 mmHg en el 6% de los individuos mayores de 50 años y en el 5% de los que tienen un índice de masa corporal de 30. Por todo ello, la HP no puede definirse con precisión por un valor de corte de la PSP según el método Doppler[5].

En el estudio de los pacientes con sospecha de HP siempre deben considerarse otras variables ecocardiográficos; la presencia de dilatación de las cámaras derechas (vena cava inferior, aurícula derecha [AD], VD y arteria pulmonar), el aplanamiento o inversión del septo interventricular hacia el VI, la presencia de colapso mesosistólico y de un tiempo de aceleración menor de 80 ms del flujo pulmonar refuerzan las posibilidades de que el paciente tenga HP significativa[5].

En las tablas 4 y 5 se propone la actitud clínica basada en la probabilidad de diagnóstico de HAP según criterios ecocardiográficos, síntomas y factores de riesgo, de acuerdo con las guías europeas de práctica clínica actuales[5].

Gammagrafía pulmonar de ventilación/perfusión
Es el método de elección para descartar HPTC en el estudio sistemático de un paciente con HP. Una gammagrafía de V/Q de probabilidad normal o baja excluye eficazmente la HPTC con una sensibilidad del 90 al 100% y una especificidad del 94 al 100%[5].

Tomografía computarizada de alta resolución
Se recomienda realizar una TC en el diagnóstico inicial de los pacientes con HP[5,]

La TC ofrece imágenes detalladas del parénquima pulmonar y facilita el diagnóstico preciso de la enfermedad pulmonar intersticial (EPI) y el enfisema[5].

En los pacientes con HAP asociada a ETC y que presentan datos de EPI significativa, la TC permite valorar cuánto contribuyen la enfermedad vascular y la posible fibrosis asociada a la enfermedad inmunitaria[5].

La TC es imprescindible cuando se sospecha clínicamente enfermedad veno-oclusiva pulmonar (EVPO)/ hemagiomatosis capilar pulmonar. Son características las opacidades en reloj de arena de distribución centrolobular (opacidad nodular centrolobular difusa) y las líneas septales subpleurales engrosadas y adenopatías mediastínicas[5].

Cateterismo cardiaco derecho
El cateterismo cardíaco derecho (CCD) es el único método validado para confirmar el diagnóstico de HP, en cualquiera de sus formas[4,5] además analizar la vaso reactividad de la circulación pulmonar[5].

Los procedimientos del CCD tienen bajos índices de morbilidad (1,1%) y mortalidad (0,055%) cuando se llevan a cabo en centros especializados. Las variables que hay que registrar son: PAP (sistólica, diastólica y media), presión en la aurícula derecha, presión de enclavamiento pulmonar (PEP) y presión del VD. Es necesario ser rigurosos en la determinación de la PEP, ya que es necesario un valor < 15 mmHg para establecer el diagnostico de HAP[5].

Test de vaso reactividad pulmonar
Debe realizarse en el momento del diagnóstico con el objetivo de identificar a los pacientes subsidiarios de tratamiento con antagonistas de los canales del calcio. El test debe realizarse con fármacos de acción inmediata, seguros y fáciles de administrar, que generen efectos sistémicos escasos o nulos[5].

Actualmente, el agente más utilizado es el óxido nítrico, aunque hay amplia experiencia con epoprostenol intravenoso y adenosina intravenosa, que tienen mayor riesgo de generar efectos vasodilatadores sitémicos[5].

Una respuesta aguda positiva (respondedor agudo positivo) se define como una reducción de la PAP media > 10 mmHg para alcanzar un valor absoluto de PAP media < 40 mmHg con un gasto cardiaco invariable o aumentado. Sólo un 10% de los pacientes con HAPI cumplirán estos criterios[5].

No obstante, la recomendación actual es realizar el test y buscar una respuesta a largo plazo a los antagonistas de los canales del calcio en aquellos en que la prueba sea positiva[5].

Clínica

En etapas iníciales la HAP puede ser asintomática. Cuando están presentes los síntomas son inespecíficos y a menudo son difíciles de diferenciar de otras enfermedades pulmonares o cardiovasculares. El intervalo entre el inicio de los síntomas hasta el diagnóstico puede ir entre 2 y 3 años[2]. El síntoma de inicio es la disnea de esfuerzo progresiva, cuando la disfunción del VD progresa, aparece la angina o el síncope de esfuerzo por incapacidad del VD para adaptar el gasto cardíaco al ejercicio; sólo en fases avanzadas estos síntomas se producen en reposo[5].

Un examen físico normal no descarta hipertensión pulmonar. Sin embargo, cuando presentan anormalidades del examen físico tienden a localizarse en el sistema cardiovascular. Un examen cuidadoso suele detectar signos de la HP y de hipertrofia VD[2].

Los hallazgos más frecuentes presentes son:

1) El componente pulmonar acentuado del segundo ruido cardiaco (P2) se observa en 90% de los pacientes con HAP.
2) Un soplo holosistólico de regurgitación tricúspide. La distensión venosa yugular (onda a), la hepatomegalia, el edema periférico, la ascitis y las extremidades frías caracterizan a un paciente en un estado más avanzada. Por lo general, la auscultación pulmonar es normal, sin embargo la auscultación de bruits (soplo pulmonar) sugiere descartar etiología tromboembolia crónica[2].

Neumología

TABLA. Diagnóstico de la hipertensión arterial pulmonar (HAP)[4].

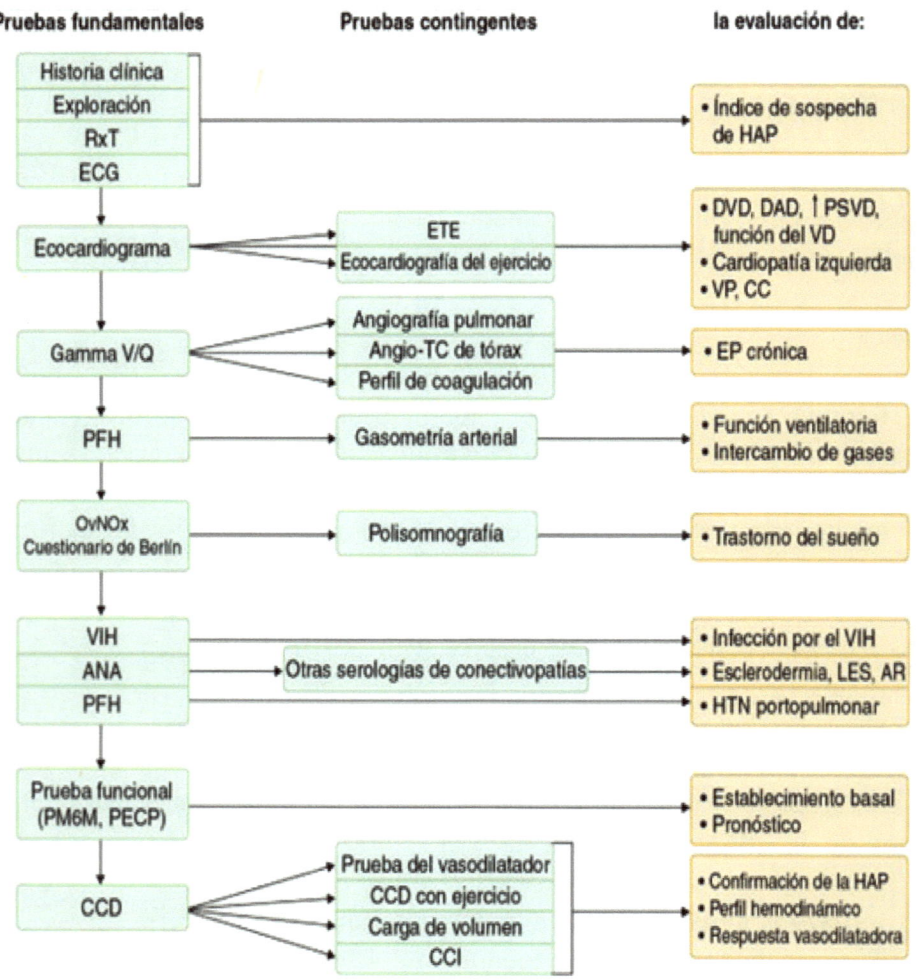

Para lograr el diagnóstico definitivo puede ser preciso realizar evaluaciones específicas adicionales que no se han recogido necesariamente en esta directriz general. ANA = anticuerpos antinucleares; AR = artritis reumatoide; CC = cardiopatía congénita; CCD = cateterismo cardíaco derecho; CCI = cateterismo cardíaco izquierdo; DAD = dilatación de la aurícula derecha; DVD = dilatación del ventrículo derecho; ECG = electrocardiograma; EP = embolia pulmonar; ETE = ecocardiografía transesofágica; gamma V/Q = gammagrafía de ventilación y perfusión pulmonar; HTN = hipertensión; LES = lupus eritematoso sistémico; PECP = prueba de ejercicio cardiopulmonar; PFH = pruebas de función hepática; PM6M = prueba de marcha de 6 minutos; PSVD = presión sistólica en el ventrículo derecho; RxT = radiografía de tórax; TC = tomografía computarizada; VD = ventrículo derecho; VIH = virus de la inmunodeficiencia humana; VP = valvulopatía4.

ADAPTADO POR Goldman-Cecil. Tratado de medicina interna 25.ª Edición

Tratamiento

Según las recomendaciones vigentes [3], el abordaje integral de los pacientes con hipertensión pulmonar (HP), según el grupo etiológico, puede incluir tratamiento médico, procedimientos intervencionistas y recomendaciones no farmacológicas. En este capítulo haremos referencia fundamentalmente al tratamiento farmacológico con vasodilatadores específicos (indicado en HP del grupo 1 y en algunos supuestos de HP del grupo 4)[3]

Tratamiento no farmacológico

- Es común para todas las formas de HP, entre las medidas generales que se deben recomendar a los pacientes con HP, cabe destacar remitir a unidad especializada[3].
- Se desaconseja el embarazo. Evitar anticonceptivos orales estrogénicos.
- Vacunación antigripal y antineumocócica.
- Rehabilitación cardíaca supervisada y actividad física aeróbica no extenuante.
- Cirugía electiva: se recomienda realizar cualquier procedimiento quirúrgico en centros de referencia en HP, a ser posible con anestesia epidural y en general bajo soporte con vasodilatadores pulmonares administrados de forma inhalada o intravenosa (evitar ketamina; preferibles propofol y tiopental), hasta que el paciente pueda volver a tolerar la vía oral Oxigenoterapia: en pacientes con insuficiencia respiratoria basal y aquellos que presenten desaturación con esfuerzos habituales. El objetivo es mantener PaO2 > 60 mmHg.
- Evitar hipoxia hipobárica (altitudes > 1.500 m) sin oxígeno suplementario.
- Utilización suplementaria de oxígeno en vuelo en pacientes en clase funcional III o IV y con PaO2 < 60 mmHg.
- Control de frecuencia cardíaca en arritmias auriculares, evitando betabloqueadores (digoxina).
- Corrección del déficit de hierro.
- Anticoagulación indefinida con acenocumarol en pacientes con hipertensión pulmonar tromboembólica crónica.

Tratamiento farmacológico

Antagonistas del calcio

Aproximadamente el 7% de los pacientes adultos con hipertensión arterial pulmonar idiopática responden de manera favorable a la prueba aguda de vasodilatación, y su pronóstico con los antagonistas del calcio es excelente. Los antagonistas del calcio que más se utilizan son de larga duración: nifedipino (90-180 mg al día), diltiazem (360-720 mg al día) y amlodipino (10-20 mg al día). Debe evitarse el verapamilo por sus posibles efectos inotrópicos negativos. Ha de hacerse un seguimiento minucioso de la inocuidad y la eficacia de este tratamiento en los pacientes. Si un paciente que cumple los requisitos de respuesta aguda no mejora a la clase funcional I o II de la OMS con el tratamiento con antagonistas del calcio, no debe pensarse que se trata de un respondedor crónico, sino que debe recibir otro tratamiento específico para la hipertensión arterial pulmonar alternativo o adicional[4].

Prostanoides
Epoprostenol intravenoso.- En ensayos clínicos, mejora la clase funcional, la resistencia al ejercicio, la hemodinámica y la supervivencia en pacientes con hipertensión arterial pulmonar idiopática, y también mejora la tolerancia al ejercicio y la hemodinámica en pacientes con hipertensión arterial pulmonar relacionada con el grupo de enfermedades de la esclerodermia[4].

En estudios no controlados también se ha informado que el epoprostenol intravenoso ha tenido efectos favorables en pacientes con numerosas formas de hipertensión arterial pulmonar. Debe administrarse mediante infusión intravenosa continua, empezando en el hospital con una dosis inicial de 2 ng/kg/min, que se aumenta en función de los síntomas de hipertensión arterial pulmonar y de los efectos secundarios del tratamiento[4].

Los pacientes deben aprender las técnicas de preparación estéril de la medicación, el funcionamiento de la bomba de infusión ambulatoria y los cuidados del catéter venoso central. Aunque la administración debe individualizarse al máximo, los pacientes que reciben monoterapia suelen precisar dosis de mantenimiento de 25-40 ng/kg/min[4].

Los efectos secundarios habituales son cefalea, dolor mandibular, rubefacción, náuseas, diarrea, erupción cutánea y dolor musculo esquelético. Las infecciones y la interrupción de la infusión pueden poner la vida en peligro[4].

El treprostinil por vía subcutánea puede permitir un aumento de la tolerancia del ejercicio pequeño pero estadísticamente significativo. La principal limitación de este tratamiento es el dolor y el eritema en el punto de la inyección subcutánea, una complicación que se observa en el 85% de los pacientes[4].

El treprostinil oral (comenzando con 0,25 mg dos veces al día con las comidas, y aumentando hasta 12 mg dos veces al día con las comidas, si se toleran) es también moderadamente eficaz como monoterapia[4].

Con el tratamiento subcutáneo u oral pueden darse otros efectos secundarios habituales de los prostanoides, como dolor de cabeza, diarrea, erupción y náuseas. El tratamiento con treprostinil por vía subcutánea suele iniciarse en el domicilio, ajustando la dosis en función de los síntomas de la hipertensión arterial pulmonar y de los efectos secundarios del fármaco. El treprostinil es menos potente que el epoprostenol, y se precisan dosis mayores para lograr la eficacia deseada. También aumenta la capacidad de ejercicio con treprostinil inhalado cuatro veces al día y con iloprost inhalado de seis a nueve veces al día. No obstante, la tos es un efecto secundario adicional de este método de administración[4].

Antagonista del receptor de la endotelina
Bosentán (que se empieza administrar por vía oral en dosis de 62,5 mg dos veces al día y se ajusta hasta 125 mg dos veces al día al cabo de 1 mes) mejora la hemodinámica, la capacidad de ejercicio y la evolución clínica de la hipertensión arterial pulmonar.

Las enzimas hepáticas deben controlarse una vez al mes; se reducirá la dosis si su concentración supera en tres a cinco veces lo normal y se suspenderá la administración si supera cinco veces lo normal[4].

Ambrisentán (que se administra por vía oral en dosis de 5 mg o 10 mg una vez al día) tiene ventajas similares. Otros efectos secundarios son el edema de las extremidades inferiores, la cefalea y la congestión nasal. El macitentán, un antagonista dual del receptor de endotelina, reduce significativamente el criterio de valoración combinado de muerte, septostomía auricular, trasplante de pulmón, inicio de tratamiento con prostanoides parenterales o agravamiento de la hipertensión pulmonar, en un 30% cuando se administra en dosis de 3 mg al día y en un 46% con 10 mg al día.

Los episodios adversos más frecuentes son cefalea, nasofaringitis y anemia, sin incremento de edema periférico ni elevación de enzimas hepáticas[4].

Estimulador de la guanilato-ciclasa
Se incluye en este grupo el riociguat
El riociguat es un estimulador de la guanilato ciclasa de primer orden, que estimula directamente esta enzima independiente del óxido nítrico y aumenta su sensibilidad a dicho óxido. En un ensayo controlado aleatorizado que incluyó algunos pacientes que previamente habían sido tratados con antagonistas del receptor de endotelina o prostanoides no parenterales, el riociguat (en dosis de 1 a 2,5 mg tres veces al día) mejoró significativamente el criterio principal de prueba de marcha de 6 minutos, así como la resistencia vascular pulmonar, las concentraciones de péptido natriurético cerebral, la clase funcional y el tiempo hasta el agravamiento clínico[4].

Los episodios adversos más frecuentes incluyeron cefalea, dispepsia, edema periférico e hipotensión. El riociguat no debe utilizarse al mismo tiempo que los inhibidores de la fosfodiesterasa de tipo 5[4].

La administración crónica de óxido nítrico inhalado es lenta y pesada, y no es útil desde el Inhibidores de la fosfodiesterasa tipo 5.

Sildenafilo y Tadalafilo son eficaces y útiles para la hipertensión arterial pulmonar[4].

El Sildenafilo está aprobado en dosis de 20 mg tres veces al día, y el Tadalafilo en dosis de 40 mg una vez al día. Los efectos secundarios más frecuentes de los inhibidores de la fosfodiesterasa son cefalea, rubefacción, dispepsia y epistaxis[4].

Dada la disponibilidad de tratamientos para otros procesos patológicos diferentes, el tratamiento de combinación es una opción teórica atractiva en la hipertensión arterial pulmonar. Los datos que van apareciendo respaldan un mayor beneficio con la combinación de varios tratamientos dirigidos bajo una observación minuciosa, habitualmente en un centro especializado[4].

Tratamientos invasivos

A pesar de los avances en el tratamiento médico de la hipertensión arterial pulmonar, muchos pacientes presentan un progresivo deterioro funcional, relacionado en gran medida con el empeoramiento de la insuficiencia cardíaca derecha[4].

En pacientes cuidadosamente seleccionados, la septostomía auricular puede mejorar los síntomas. Esta crea un cortocircuito de derecha a izquierda, que reduce las presiones de llenado del corazón derecho y mejora la función cardíaca derecha y el llenado cardíaco izquierdo. Aunque el cortocircuito de derecha a izquierda reduce la saturación de oxígeno arterial sistémico, es de esperar que la mejora del gasto cardíaco produzca un aumento general del aporte de oxígeno sistémico.

Las contraindicaciones de la septostomía auricular son la insuficiencia ventricular derecha grave con asistencia cardiorrespiratoria, una presión auricular derecha media de más de 20 mmHg, un índice de resistencia vascular pulmonar de más de 55 U/m 2 , una saturación de oxígeno en reposo basal de menos del 90% y una presión telediastólica ventricular izquierda de más de 18 mmHg. Dada la elevada morbilidad y mortalidad que se asocian a esta intervención, sólo deben llevarla a cabo cirujanos con experiencia y en centros especializados[4].

Para determinados pacientes con hipertensión arterial pulmonar en quienes fracasa el tratamiento médico, la última opción es el trasplante pulmonar bilateral o de corazón y pulmón. Las tasas de supervivencia en pacientes con hipertensión arterial pulmonar idiopática que reciben trasplante son del 66% al cabo de 1 año, del 57% a los 3 años, del 47% a los 5 años y del 27% a los 10 años. La opción del trasplante debe comentarse con determinados pacientes en el momento del diagnóstico, aunque es difícil aconsejar sobre el momento de hacerlo. La International Society for Heart and Lung Transplantation recomienda que los pacientes con hipertensión pulmonar sean derivados a evaluación para trasplante cuando presenten síntomas de las clases funcionales III y IV, independientemente de los tratamientos específicos de esa hipertensión, incluidos los prostanoides. Los pacientes que, por lo demás, sean buenos candidatos a trasplante han de derivarse cuando registren respuestas inaceptables a los tratamientos médicos. Los pacientes que por lo demás sean buenos candidatos para el trasplante se remitirán al especialista correspondiente cuando su respuesta al tratamiento médico sea inaceptable[4].

Pronostico.-

Varios factores clínicos guardan relación con el pronóstico La historia natural de la hipertensión arterial pulmonar idiopática sintomática indica que la mediana de la supervivencia es de 2,8 años y que las tasas de supervivencia son del 68% al cabo de 1 año, del 48% a los 3 años y del 34% a los 5 años. En la era de los tratamientos dirigidos, la supervivencia ha mejorado, aunque aún es insuficiente, con tasas de supervivencia a 1, 2 y 3 años del 86, el 70 y el 55% para casos nuevos. 10 La hipertensión pulmonar en sí misma es causa directa de muerte en alrededor del 50% de los pacientes y contribuye, aun sin ser la causa directa, en el 50% restante[4].

Los pacientes con hipertensión arterial pulmonar relacionada con las enfermedades del grupo de la esclerodermia tienden a tener un pronóstico peor que los que presentan hipertensión arterial pulmonar idiopática, mientras que quienes presentan hipertensión arterial pulmonar relacionada con cardiopatías congénitas suelen tener mejor pronóstico, debido quizá a que su función ventricular derecha es mejor[4].

Dos extensos registros han arrojado luz sobre el pronóstico de la hipertensión arterial pulmonar. Importantes factores predictivos de menor supervivencia son sexo masculino, peor clase funcional, tolerancia al ejercicio reducida en la prueba de marcha de 6 minutos, presiones auriculares derechas elevadas y bajo gasto cardíaco[4].

La evolución natural de los pacientes con hipertensión pulmonar de los grupos 2, 3 y 4 se ve influida por la enfermedad del corazón izquierdo y el pulmón. En la mayoría de los casos la presencia de hipertensión pulmonar, añadida a la enfermedad subyacente, augura mal pronóstico[4].

Aspectos destacados

En la definición hemodinámica de HAP, se completa la PAPm > 25 mm Hg con la exigencia de RVP > 3 UW. Se introduce una nueva definición hemodinámica para la HP combinada precapilar y poscapilar: GDTP ≥ 7 mm Hg y RVP > 3 UW[1].

Se recomienda el cribado anual de los pacientes con esclerodermia (ecocardiograma, DLCO y BNP) asintomático (Clase de recomendación I, Nivel de evidencia C[1].

Se destaca el valor de la DLCO, que debe realizarse siempre en el momento del diagnóstico (Clase de recomendación I, Nivel de evidencia C)[1].
El CCD es imprescindible para el diagnóstico de HAP y HPTEC (Clase de recomendación I, Nivel de evidencia C)[1].

Se especifica el procedimiento para realizar el CCD y el test vasodilatador y se recomienda implementarlo en un centro experto (Clase de recomendación I, Nivel de evidencia C).

La PVRpa se recomienda en la HAPI, HAPH y HAPD (Clase de recomendación I, Nivel de evidencia C)[1].

Se recomienda la valoración multifactorial de elementos clínicos, bioquímicos, capacidad funcional, ecocardiográficos y hemodinámicos (Clase de recomendación I, Nivel de evidencia C) a intervalos regulares[1].

Se considera bien controlados a los pacientes cuando tienen un perfil de riesgo bajo (Clase de recomendación I, Nivel de evidencia C)[1].
Los anticoagulantes están indicados en la HAPI, la HAPH y la HAPD (Clase de recomendación IIb)[1]. Se debe referir para trasplante pulmonar al paciente con EVOP al diagnóstico. Es necesario implementar una evaluación pronostica y un algoritmo terapéutico específico en pediatría (Clase de recomendación I, Nivel de evidencia C)[1].

Apéndice
Tabla 4. Criterios ecocardiográficos para evaluar la posibilidad del diagnóstico de hipertensión pulmonar[5]

	Clase[a]	Nivel[b]
Diagnóstico ecocardiográfico: HP improbable Velocidad de regurgitación tricuspídea ≤ 2,8 m/s, presión sistólica en AP ≤ 36 mmHg, y sin variables ecocardiográficas adicionales que parecen indicar una HP	I	B
Diagnóstico ecocardiográfico: HP posible Velocidad de regurgitación tricuspídea ≤ 2,8 m/s, presión sistólica en AP ≤ 36 mmHg, pero con variables ecocardiográficas adicionales que parecen indicar una HP	IIa	C
Velocidad de regurgitación tricuspídea de 2,9-3,4 m/s, presión sistólica AP de 37-50 mmHg con/sin variables ecocardiográficas adicionales que parecen indicar una HP	IIa	C
Diagnóstico ecocardiográfico: HP probable Velocidad de regurgitación tricuspídea > 3,4 m/s, presión sistólica en AP > 50 mmHg, con/sin variables ecocardiográficas adicionales que parecen indicar un HP	I	B
La ecocardiografía Doppler durante el ejercicio no es recomendable para explorar la HP	III	C

[a]*Clase de recomendación.* [b]*Nivel de evidencia.* Presión auricular derecha estimada de 5 mmHg. Variables ecocardiográficos adicionales que indican el diagnóstico de hipertensión pulmonar (HP). Adaptado de Galiè N, et al. Guidelines for the diagnosis and treatment of pulmonary hypertension. Eur Heart J. 2009;30:2493-537, con permiso del autor, la editorial y la Sociedad Europea de Cardiología.

TABLA 5. Probabilidad de diagnóstico de hipertensión arterial pulmonar (HAP) y manejo aconsejable según el ecocardiograma, la información clínica y el perfil de riesgo[5].

	Clase[a]	Nivel[b]
Baja probabilidad para diagnóstico de HAP		
Diagnóstico ecocardiográfico de «HP improbable», sin síntomas: no se recomienda ningún estudio adicional	I	C
Diagnóstico ecocardiográfico de «HP improbable», con síntomas y enfermedades concomitantes o factores de riesgo para el grupo 1 (HAP): se recomienda realizar un seguimiento ecocardiográfico	I	C
Diagnóstico ecocardiográfico de «HP improbable», con síntomas y ausencia de enfermedades asociadas o factores de riesgo para el grupo 1 (HAP): se recomienda la evaluación de otras causas para los síntomas	I	C
Probabilidad intermedia para la HAP		
Diagnóstico ecocardiográfico de la «HP posible», sin síntomas y ausencia de enfermedades o factores de riesgo para el grupo 1 (HAP): se recomienda realizar un seguimiento ecocardiográfico	I	C
Diagnóstico ecocardiográfico de la «HP posible», con síntomas y enfermedades concomitantes o factores de riesgo para el grupo 1 (HAP): puede considerarse un CCD	IIb	C
Diagnóstico ecocardiográfico de la «HP posible», con síntomas y sin enfermedades asociadas o factores de riesgo para el grupo 1 (HAP): puede considerarse un diagnóstico alternativo y un seguimiento ecocardiográfico. Si los síntomas son como mínimo moderados, puede considerarse un CCD	IIb	C
Probabilidad elevada para la HAP		
Diagnóstico ecocardiográfico de la «HP probable», con síntomas y presencia/ausencia de enfermedades asociadas o factores de riesgo para el grupo 1 (HAP): se recomienda un CCD	I	C
Diagnóstico ecocardiográfico de la «HP probable», sin síntomas y presencia/ausencia de enfermedades asociadas o factores de riesgo para grupo 1 (HAP): debería considerarse un CCD	IIa	C

CCD: cateterismo cardiaco derecho; HP: hipertensión pulmonar.
[a]Clase de recomendación. [b]Nivel de evidencia.
Adaptado de Galiè N, et al. Guidelines for the diagnosis and treatment of pulmonary hypertension. Eur Heart J. 2009;30:2493-537, con permiso del autor, la editorial y la Sociedad Europea de Cardiología

Bibliografía

1. Mazzei, J. Caneva, J. (2017). *Guías argentinas de consenso en diagnóstico y tratamiento de la hipertensión pulmonar.* Revista Argentina de Cardiologia, vol 85. https://www.sac.org.ar/wp-content/uploads/2017/10/guias-argentinas-de-consenso-en-diagnostico-y-tratamiento-de-la-hipertension-pulmonar.pdf
2. Zagolin, M. (2015). *Hipertensión pulmonar: importancia de un diagnóstico precoz y tratamiento específic,* Rev. Med. Clin. Condes - 2015; 26(3) 344-356. https://www.elsevier.es/es-revista-revista-medica-clinica-las-condes-202-pdf-S0716864015000693.
3. Martinez,P. (2019). *Nuevos retos en hipertensión pulmonar,* Sociedad Española de Medicina Interna. https://www.fesemi.org/sites/default/files/documentos/publicaciones/protocolo-hipertension-pulmonar-2019.pdf
4. Goldman, C. (2017). *Hipertensión pulmonar,* Tratado de medicina interna, 25.ª Edición; 68, 397-404
5. Escribano, P. BarberA, J. Suberviola, V. (2010). *Evaluación diagnóstica y pronóstica actual de la hipertensión pulmonar,* Rev Esp Cardiol. 2010;63(5): 583-96, Recuperado el 30 de Octubre del 2019 https://www.revespcardiol.org/es-pdf-13150051

CAPÍTULO 13

SÍNDROME DE APNEA OBSTRUCTIVA DEL SUEÑO
Dr. William Ronald Uriarte Chacán

Síndrome de Apnea Obstructiva del Sueño

El síndrome de apnea obstructiva del sueño se caracteriza por la disminución del flujo de aire (hipopnea), o el cese total del flujo del aire (apnea) producidas por obstrucción de la vía aérea superior, acompañada con hipoxemia inminente y microdespertares durante el sueño (Sociedad Española del Sueño, 2018), el síndrome de apnea obstructiva del sueño se relaciona con un alto índice de morbimortalidad (Rubio, Capote, Landete, Zamora, & Wix, 2018). La prevalencia estimada de esta patología es del 24% en hombres adultos y 9% en mujeres (Sociedad Española del Sueño, 2018).

Factores de riesgo
Dentro de los factores de riesgo los podemos dividir en 2 grupos: modificables y no modificables.

Factores de riesgo modificables:
El factor de riesgo modificable más importante para el desarrollo de este síndrome es la obesidad, entre mayor sea el Índice de Masa corporal mayor será la severidad del síndrome de apnea obstructiva del sueño (Talayero Petra, 2018), la circunferencia del cuello, un marcador de obesidad central es el factor que mejor predice el diagnóstico del síndrome de apnea obstructiva del sueño, en mujeres está dado por una circunferencia de cuello ≥ 38 cm, mientras que en hombres es ≥ 40 cm. El consumo de alcohol, tabaco e hipnóticos incrementa la intensidad del ronquido y el número de molestias durante el descanso (Carrillo, Arredondo, Zuñiga, Maldonado, & Vázquez, 2010).

Factores de Riesgo No Modificables.
En relación al sexo los hombres son más afectados que las mujeres con una relación hombre: mujer de 2:1, aunque esta relación se pierde después de la menopausia (Carrillo, Arredondo, Zuñiga, Maldonado, & Vazquez, 2010). Después de los 40 años de vida alcanza su pico máximo y luego de los 60 disminuye paulatinamente.

las configuraciones craneofaciales propias de cada etnia tiende a predisponer el desarrollo de dicha condición así por ejemplo la prevalencia entre la población de Latinoamérica es mayor en comparación con la población de estados Unidos (Rubio, Capote, Murillo, & Navas, 2019).

alteraciones anatómicas faciales como micrognatia, retrognatia, macroglosia y paladar ojival entre otras confieren una estrechez intrínseca a la faringe favoreciendo el colapso, endocrinopatías como diabetes mellitus tipo 2, acromegalia, hipotiroidismo, Cushing y el hiperandrogenismo se asocian con el desarrollo del síndrome de apnea obstructiva del sueño (Sociedad Española del Sueño, 2018).

Etiopatogenia
El colapso repetitivo de la faringe determina la obstrucción de la vía aérea superior, la faringe es un órgano tubular fácilmente colapsable pues no cuenta con estructuras rígidas de sostén, el cese de la respiración durante el sueño es normal hasta 4 veces por hora de sueño, el problema se da cuando el colapso se da de forma más frecuente lo que implica alteraciones a largo plazo (Talayero Petra, 2018).

El ser humano depende de la interacción de muchos músculos para mantener la vía aérea superior permeable(fuerza dilatadora), al estar despiertos estos músculos se encuentran funcionantes y mantienen esta permeabilidad; durante el sueño se pierde esta activación muscular, lo cual genera presión negativa intraluminal (fuerza colapsante) y tiende a cerrar la faringe, que está dada por la presión negativa intraluminal generada por la contracción del diafragma y por la presión positiva extraluminal que ejercen los tejidos blandos (especialmente tejido graso) sobre la luz faríngea, en sujetos sanos la faringe se colapsa cuando la presión luminal está por debajo de la presión atmosférica mientras que en pacientes con síndrome de apnea obstructiva del sueño el colapso se presenta con presiones luminales mayores. (Carrillo, Arredondo, Zuñiga, Maldonado, & Vazquez, 2010).

La permeabilidad de la faringe depende el equilibrio de las 2 fuerzas (dilatadora vs colapsante), son muchos los factores que puede modificar este equilibrio con la consiguiente afectación a la permeabilidad de la vía aérea superior entre los más importantes se puede nombrar: alteraciones óseas, extensos depósitos de grasa en el espacio parafaríngeo, cambios en el tono muscular, alteraciones en el control central de la respiración, daños del sistema nervioso periférico, también las fuerzas de tensión superficial y la posición corporal (Venegas & García, 2017).

Cuadro Clínico

El pilar fundamental para el diagnóstico del síndrome de apnea obstructiva del sueño es el cuadro clínico obtenido por una historia clínica detallada, con síntomas referidos ya sea por el paciente o por su compañero de cama, los síntomas se pueden dar durante el sueño o la vigilia (Álvarez, Sandoval, & Naretto, 2018).

El ronquido es el síntoma más frecuente en los pacientes afectados por el síndrome de apnea obstructiva del sueño puede ser muy fuerte y perturbador, la intensidad del mismo aumenta con el incremento del peso y con la ingesta de alcohol o depresores del sistema nervioso central (Páez & Pareja, 2017).

Cerca del 75% de los compañeros de cama observan episodios de pausas respiratorias (apneas) esto genera preocupación y con frecuencia despiertan al paciente, generalmente la pausa respiratoria termina en un sonido fuerte, jadeo, vocalización o movimiento que denota un microdespertar y que continúa con el ronquido. Los pacientes pueden referir despertares con sensación de asfixia o disnea sin tener clara la causa, con frecuencia presentan insomnio o sueño no reparador. La nicturia es otro síntoma frecuente, se pueden presentar síntomas sugestivos de reflujo gastroesofágico ya que el incremento de la presión negativa intratorácica favorece el movimiento del contenido gástrico hacia el esófago, otros síntomas son boca seca, babeo y bruxismo, en cuanto a los síntomas diurnos más frecuentes y a la vez difíciles de cuantificar debemos nombrar la somnolencia y la tendencia a dormirse durante situaciones inapropiadas. (Páez & Pareja, 2017).

Tabla 1: Síntomas del Apnea Obstructiva del Sueño

Sintomatología del Síndrome de Apnea Obstructiva del Sueño	
Síntomas Diurnos	Síntomas Nocturnos
• Hipersomnolencia • Sueño poco reparador • Cansancio o fatiga • Cefalea matutina • Irritabilidad • Apatía • Síntomas depresivos • Alteraciones de la concentración y memoria • Disminución de la libido e impotencia • Sequedad bucal y faríngea matutina	• Ronquidos • Apneas presentadas • Asfixias • Movimientos anormales • Nicturia • Insomnio • Reflujo gastroesofágico • Polidipsia • Diaforesis • Congestión nasal • Salivación excesiva • Pesadillas

Fuente: Elaboración Propia

Los síntomas diurnos al ser subjetivos se ha propuesto que sean valorados mediante escalas estandarizadas para poder tener una visión y un acercamiento de mejor manera para esta patología la más usada y aceptada es la escala de somnolencia de Epworth, la cual consta de 8 preguntas que evalúan la probabilidad de quedarse dormido en diferentes situaciones, con un puntaje que va del 0 (ninguna probabilidad) al 3 (severa probabilidad), donde se considera somnolencia un puntaje total mayor de 10 (García, Capote, Quintana, & Fuentes, 2016).

Tabla 2: Escala de Epworth

¿Qué tan probable es que usted se sienta somnoliento o se duerma en las siguientes situaciones?	0: nunca me quedo dormido	1: escasa probabilidad de quedarme dormido	2: moderada probabilidad de quedarme dormido	3: alta probabilidad de quedarme dormido
Sentado leyendo				
Mirando TV				
Sentado e inactivo en un lugar público				
Como pasajero en un carro durante una hora de marcha continua				
Acostado, descansando en la tarde				
Sentado y conversando con alguien				
Sentado tranquilo, después de un almuerzo sin alcohol				
En un carro mientras se detiene unos minutos en un trancón				

(García, Capote, Quintana, & Fuentes, 2016)

Examen Físico

Ante la sospecha de un paciente con síndrome de apnea obstructiva del sueño luego de realizar una historia clínica detallada se debe proceder a realizar un examen físico completo que debe incluir la medición del peso, la talla, el índice de masa corporal, circunferencia del cuello, presión arterial y frecuencia cardiaca. (Sociedad Española del Sueño, 2018), se debe recordar que este síndrome se relaciona con gran variedad de alteraciones anatómicas que van desde la obesidad a alteraciones de la dentición y de estructuras faciales (Páez & Pareja, 2017).

Las características que pueden sugerir la presencia de este síndrome incluyen la circunferencia cervical aumentada(>40 cm en hombres y >38 cm en mujeres),IMC (>30), Mallampati modificado 3 o 4, retrognatia, estrechamiento lateral periamigdalino, macroglosia, hipertrofia amigdalina, paladar ojival, y alteraciones nasales como pólipos, desviaciones anormalidades vulvares o hipertrofia de cornetes (Hernandez & Herrera, 2017).

Tabla 3: Signos al Examen físico

Signos al Examen físico
• Obesidad
• Cuello corto y ancho
• Hipertrofia amigdalina
• Paladar ojival
• Retro y micrognatia
• Visualización disminuida de estructuras de la cavidad oral (Mallampati 3 o 4)
• Hipertensión arterial
• Arritmias
• Macroglosia
• Alteraciones nasales
• Malformaciones craneofaciales

Fuente: (Hernández & Herrera, 2017) (Venegas & García, 2017)

Exámenes Complementarios

Recordando que la base para la sospecha y el diagnóstico de este síndrome es una historia clínica detallada, además que múltiples comorbilidades pueden estar presentes en esta patología por lo cual se recomienda una analítica de laboratorio completa en primera instancia, además con pacientes en los que se tenga alta sospecha de esta patología se puede realizar la polisomnografía hecha en laboratorio como el Gold estándar para el diagnóstico, seguimiento y titulación de dispositivos de presión positiva, o pruebas caseras con monitores portátiles en los lugares donde esté disponible (Hernández & Herrera, 2017).

Estas pruebas consisten en la colocación de un electroencefalograma, electrooculograma, electromiograma de mentón y tibial anterior, micrófono para ronquido, bandas en tórax y abdomen para registrar movimientos o esfuerzo inspiratorio, oxímetro de pulso como los principales dispositivos, cabe recalcar que se requiere personal especializado para interpretar el estudio ya que se debe hacer de forma manual (Carrillo, Arredondo, Zúñiga, Maldonado, & Vázquez, 2010). La gravedad de esta patología será dará por el número de eventos registrados por hora de sueño (apneas o hipopneas, porcentaje de tiempo donde se mantenga una desaturación por debajo de 90%, movimientos oculares, ritmo cardiaco y la presencia o no de comorbilidades) (Olivar, 2013). Con lo cual podemos estadificar la gravedad en 3 niveles.

Tabla 4: Niveles de Gravedad del Síndrome de Apnea Obstructiva del Sueño

Nivel de Gravedad	I	II	III
Desordenes respiratorios (apneas o hipopneas)	Leve >5-<15	Moderado >15-<30	Severa >30
Porcentaje de tiempo con saturación <90%	>90% >1-<5	89%-80% >5-<10	<80% >10
Estructura del sueño	Leve desorganización	Moderada desorganización	Desorganización marcada
Ritmo cardiaco	Bradicardia o taquicardia	Extrasístoles auriculares aisladas	Extrasístoles auriculares frecuentes o ventriculares
Comorbilidad	No	Hipertensión arterial	Hipertensión arterial, enfermedad coronaria, arritmia diurna, diabetes, EPOC.

Fuente: (Olivar, 2013)

Tratamiento

Este síndrome es una condición crónica que necesita un manejo integral multidisciplinario, la elección del tratamiento ya sea clínico o quirúrgico debe ser individualizado para cada paciente dependiendo de sus comorbilidades, la gravedad de su padecimiento y el apego o no que el paciente tenga con el tratamiento (Hernández & Herrera, 2017). El tratamiento busca solucionar los signos y síntomas relacionados con la enfermedad, así como la reducción de las apneas-hipopneas y las desaturaciones, para así disminuir los riesgos y comorbilidades que se relacionan con este síndrome (Parejo & Saltos, 2017).

Como medidas generales que se debe indicar a cada paciente se puede nombrar: bajar de peso, evitar el uso de sedantes, relajantes musculares e hipnóticos, evitar el consumo de alcohol, evitar la posición supina al dormir, control de función tiroidea, evaluación otorrinolaringológica (García, Capote, Quintana, & Fuentes, 2016).

El tratamiento de elección para todos los grados de este síndrome y que debe ser ofrecido en primera instancia para todos los pacientes es el uso de dispositivos de presión positiva para la vía aérea el cual debe ser titulado al realizar la prueba de polisomnografía al paciente y se debe evaluar sus resultados con el test de Epworth o con el test de latencia múltiple del sueño y mediciones específicas de la calidad de vida del paciente (Álvarez, Sandoval, & Naretto, 2018).

El principal dispositivo para el tratamiento de este síndrome es el CPAP(por sus siglas en inglés "Continuous Positive Airway Pressure", "presión positiva continúa en la vía aérea") ya que es de fácil utilización, monitoreo y relativamente económico comparado con el resto de opciones terapéuticas, la única desventaja del mismo es la poca adherencia que tienen los pacientes con este tipo de dispositivos (Rubio, Capote, Murillo, & Navas, 2019).

En cuanto a terapia farmacológica al momento se encuentran ensayos con diferentes fármacos entre los cuales podemos nombrar Eszopiclona, acetazolamida, naltrexona, fisostigmina y lubricante nasal (fosfocolinamina) entre otros los cuales al momento no cuentan con la evidencia suficiente para demostrar su eficacia en este padecimiento (Mason, Wels, & Smith, 2013).

las opciones quirúrgicas deben ser indicadas por el especialista podemos nombrar como principales intervenciones la cirugía bariátrica en pacientes obesos y cirugías otorrinolaringológicas como pueden ser cirugía nasal, palatofaringea, reductora de base de lengua, multinivel o maxilomandibular todas ellas con indicaciones específicas (Escobar, Muñoz, & Londoño, 2017).

Recomendaciones

Recomendación	Grado de Recomendación
El síndrome de Apnea Obstructiva del Sueño es una patología común, cuya detección y manejo adecuado es primordial para evitar las repercusiones de la misma (Alvarez, Sandoval, & Naretto, 2018).	A
En todos los pacientes diagnosticados se debe incidir en los factores de riesgo modificables (obesidad, tabaquismo, consumo de alcohol etc.) (Garcia, Capote, Quintana, & Fuentes, 2016)	A
El diagnóstico de este síndrome se basa casi en su totalidad en una adecuada historia clínica, tomando en cuenta los síntomas referidos por el compañero/a de cama, siendo el principal el ronquido con episodios de pausas respiratorias (Páez & Pareja, 2017).	B
Los síntomas diurnos deben ser valorados mediante escalas estandarizadas la más usada es la escala de somnolencia de Epworth, donde un puntaje mayor a 10 nos indica somnolencia (Sociedad Española del Sueño, 2018).	B
El examen físico debe incluir: medición de peso, talla, índice de masa corporal, circunferencia del cuello, presión arterial y frecuencia cardiaca, valoración de la escala de Mallampati y la observación de alteraciones nasales y dimorfismos faciales. (Alvarez, Sandoval, & Naretto, 2018)	A
La analítica de laboratorio debe ser completa tomando en cuenta las comorbilidades que pueden desencadenarse con este síndrome (Talayero Petra, 2018)	A

Recomendaciones

La polisomnografía realizada en un laboratorio debe ser considerada como el Gold standard para diagnóstico, seguimiento y titulación de dispositivos de presión positiva (Hernandez & Herrera, 2017).	A
Los resultados de la polisomnografía deben ser interpretados por expertos ya que se los debe realizar de manera manual (Venegas & Garcia, 2017).	A
El tratamiento debe ser individualizado para cada paciente y multidisciplinario (Carrillo, Arredondo, Zuñiga, Maldonado, & Vázquez, 2010)	A
El tratamiento de elección para todos los grados de este síndrome es el uso de dispositivos de presión positiva para la vía aérea (Páez & Pareja, 2017).	A
El tratamiento farmacológico aún no se encuentra comprobado por lo que no debe ser utilizado en estos pacientes (Mason, Wels, & Smith, 2013).	B
Las opciones quirúrgicas deben ser ofertadas en su totalidad por especialistas capacitados y con experiencia en estos tratamientos (Escobar, Muñoz, & Londoño, 2017).	B

www.ingramcontent.com/pod-product-compliance
Lightning Source LLC
Chambersburg PA
CBHW040320220526
45473CB00009B/2508